Medicina Além da Imaginação: Novas Fronteiras Tecnológicas

Gustavo Góes

@gugoez

Groes Company

@groes.co

ISBN: 9798854842976

DEDICATÓRIA

Para minha amada família - Mãe Janice, Pai André e irmão Flávio, cujo amor e apoio são as bases sólidas que sustentam minha jornada. A Alf e Polly, fiéis companheiros de quatro patas, e aos gatos Nikima e Brookie, por trazerem uma dose extra de aconchego aos meus dias.

Àqueles que acreditam no poder da tecnologia como eu, aos amigos que compartilham desta paixão pela inovação e aos artistas que inspiram com sua criatividade.

Aos meus professores, mentores de sabedoria, que desempenharam um papel fundamental em minha formação acadêmica e pessoal. Suas orientações moldaram não apenas minha compreensão do mundo, mas também o meu caráter. A vocês, que plantaram as sementes do conhecimento, meu sincero agradecimento.

Que este livro seja um reflexo de toda a gratidão que carrego em meu coração, dedicado a todos aqueles que contribuíram para a trama única da minha vida.

Com carinho,

Gustavo Góes

CONTEÚDO

AGRADECIMENTOS

Quero expressar minha profunda gratidão à minha amada família, alicerce fundamental que sustentou cada passo desta jornada. À minha mãe, Janice, cujo amor incondicional é a luz que guia meus dias. Ao meu pai, André, por sua sabedoria e apoio inabaláveis. Ao meu irmão, Flávio, cuja presença torna cada momento mais rico e especial.

Não posso esquecer dos leais companheiros que estiveram ao meu lado, Alf e Polly, os cachorros que alegram meus dias com sua lealdade inigualável. Ao Nikima e a Brookie, gatos adoráveis que trouxeram uma doce calma aos meus momentos mais agitados.

Expresso também minha gratidão pelos incríveis avanços tecnológicos que moldaram este tempo e espaço, proporcionando-nos oportunidades e conexões extraordinárias. Agradeço à arte, que, com sua beleza e expressão, enriquece nossas vidas de maneiras indescritíveis.

E, por fim, minha gratidão se estende a todas as coisas boas do infinito, aquelas que transcendem as palavras e nos lembram da vastidão de possibilidades que a vida nos reserva.

Que este livro seja um reflexo do amor, apoio e inspiração que recebi ao longo dessa jornada, e que essas palavras de agradecimento ecoem como um tributo sincero àqueles que tornaram este sonho uma realidade.

Muito obrigado a todos que contribuíram para esta história, diretamente ou indiretamente. Juntos, construímos algo verdadeiramente especial.

1 - A Era da Medicina Digital

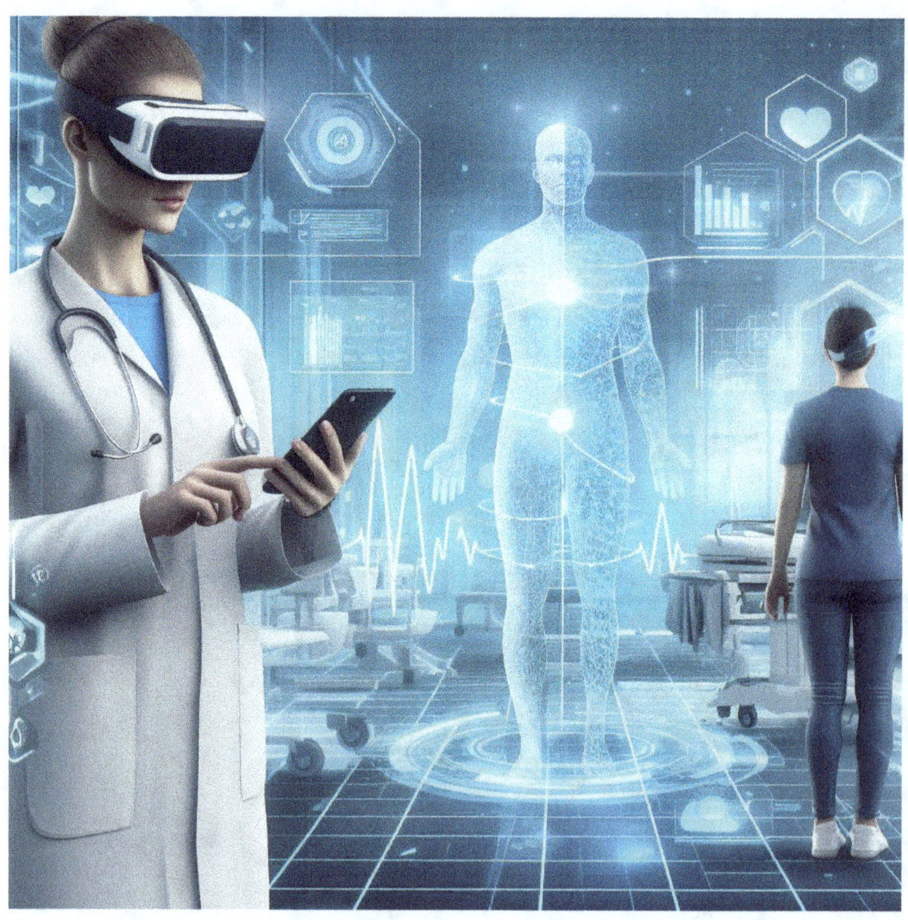

Nos últimos anos, a medicina entrou em uma era digital fascinante, revolucionando completamente a maneira como cuidamos da saúde. Tecnologias como telemedicina, big data e aplicativos de saúde estão transformando a relação médico-paciente e permitindo um cuidado mais acessível e eficiente.

A telemedicina, por exemplo, tem sido uma bênção para pacientes que vivem em áreas remotas ou têm dificuldades de mobilidade. Agora, eles podem se consultar com especialistas e receber diagnósticos precisos sem sair de casa. Além disso, a telemedicina tem sido uma grande aliada em situações de emergência, permitindo que os médicos forneçam orientações imediatas e salvem vidas a distância.

O uso inteligente de big data também está mudando a medicina de forma significativa. Com a quantidade crescente de dados disponíveis, os pesquisadores podem realizar análises mais detalhadas, identificar padrões e prever surtos de doenças com maior precisão. Essa abordagem orientada por dados tem sido crucial no combate a pandemias e na prevenção de epidemias.

Os aplicativos de saúde se tornaram parte integrante da vida moderna. Com uma infinidade de aplicativos disponíveis, podemos monitorar nossos níveis de atividade física, controlar nossa dieta, monitorar sinais vitais e até mesmo meditar para reduzir o estresse. Esses aplicativos capacitam os indivíduos a assumirem um papel ativo na promoção de sua própria saúde.

No entanto, com todos esses avanços, surgem novos desafios. A segurança de dados e a privacidade tornam-se questões críticas, já que informações médicas confidenciais estão sendo compartilhadas e armazenadas digitalmente. É essencial que os sistemas de saúde garantam a proteção adequada desses dados para evitar violações e abusos.

Outro desafio é garantir que essas tecnologias sejam acessíveis a todos, independentemente de sua situação econômica ou localização geográfica. A disparidade digital pode criar divisões na sociedade e impedir que determinados grupos se beneficiem plenamente das inovações médicas.

Em suma, a era digital na medicina está abrindo portas para um futuro emocionante e promissor. À medida que abraçamos essas novas tecnologias, é essencial lembrar que a humanização do cuidado ainda é fundamental. A medicina é, e sempre será, uma profissão dedicada a ajudar e cuidar das pessoas, e essas tecnologias devem servir como ferramentas para melhorar a qualidade de vida e o bem-estar de todos.

À medida que a medicina digital continua a evoluir, novas camadas de complexidade e potencial surgem, levando a uma integração cada vez mais profunda entre tecnologia e cuidados de saúde. Um aspecto notável dessa transformação é a crescente interconexão entre os diferentes aspectos da medicina digital, criando um ecossistema abrangente que promete mudar a forma como vivenciamos a saúde.

A telemedicina, por exemplo, não apenas possibilita a consulta remota com médicos, mas também se integra com outras tecnologias, como dispositivos médicos portáteis e sensores. Isso permite que médicos tenham acesso a dados em tempo real sobre os pacientes, acompanhando continuamente seus sinais vitais e progresso. Imagine um paciente com doença cardíaca usando um relógio inteligente que monitora constantemente seu ritmo cardíaco, enviando alertas instantâneos ao médico em caso de anomalias.

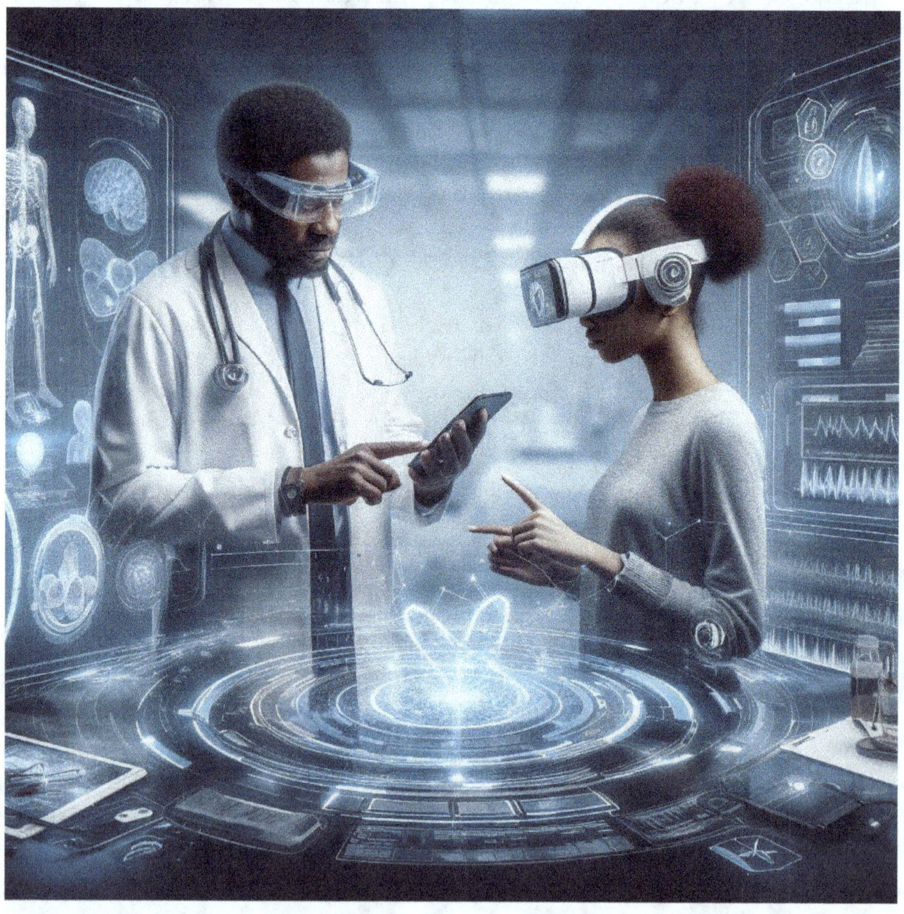

Os aplicativos de saúde também estão se tornando mais interconectados e personalizados. Com a evolução da Internet das Coisas (IoT), dispositivos domésticos, como balanças e medidores de glicose, podem se comunicar diretamente com aplicativos de monitoramento de saúde. Esses aplicativos podem, por sua vez, compartilhar dados com os médicos, permitindo uma avaliação mais completa da saúde do paciente e ajustes precisos nos tratamentos.

O big data, por sua vez, está impulsionando análises preditivas mais avançadas. Ao combinar informações de registros médicos eletrônicos, informações demográficas e dados comportamentais, os pesquisadores podem desenvolver modelos que antecipam riscos de saúde em determinadas populações. Isso não apenas auxilia na prevenção de doenças, mas também permite a implementação de estratégias de saúde pública mais direcionadas.

Entretanto, com a crescente interconexão, surgem preocupações sobre a interoperabilidade e a padronização dos sistemas. A troca eficiente de informações entre diferentes plataformas e dispositivos é crucial para garantir um atendimento contínuo e coordenado. Além disso, a segurança cibernética torna-se ainda mais crucial à medida que mais dados médicos sensíveis são compartilhados digitalmente.

Nesse cenário, é importante manter um equilíbrio delicado entre o potencial da tecnologia e os valores humanos essenciais à prática médica. A humanização do atendimento continua a ser um pilar central, e a tecnologia deve ser projetada para fortalecer a relação médico-paciente, proporcionando cuidados de saúde mais personalizados e eficazes.

Portanto, enquanto exploramos as fronteiras emocionantes da medicina digital e suas interconexões, devemos lembrar que, em última análise, a tecnologia é um meio para um fim: o bem-estar humano. A medida do sucesso reside não apenas em quão avançadas nossas ferramentas se tornam, mas em como elas capacitam as pessoas a viverem vidas mais saudáveis e gratificantes.

2 - Inteligência Artificial na Saúde

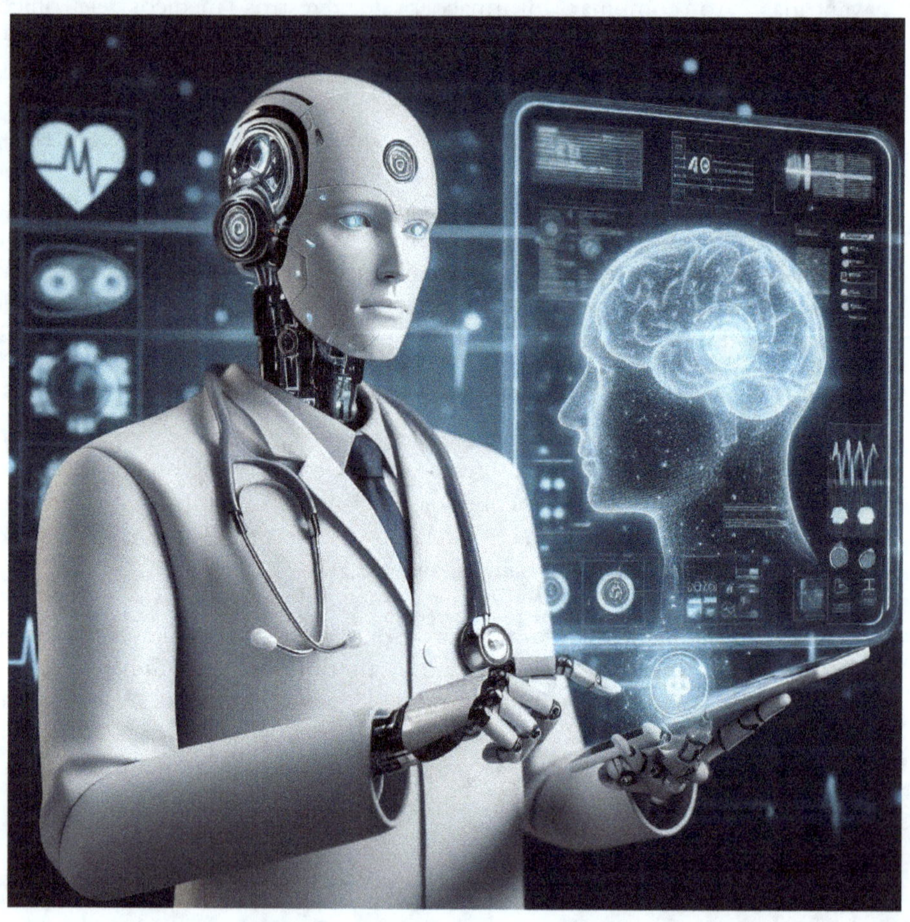

A inteligência artificial (IA) emergiu como uma força transformadora na área da saúde, com o potencial de revolucionar todo o setor. Ao combinar o poder do processamento de dados com algoritmos avançados, a IA está proporcionando avanços significativos em diagnósticos, tratamentos e prevenção de doenças.

Uma das aplicações mais notáveis na saúde é a interpretação de exames médicos. Algoritmos de aprendizado de máquina têm mostrado um desempenho notável na detecção de condições médicas a partir de imagens, como radiografias, tomografias e ressonâncias magnéticas. A precisão desses algoritmos supera muitas vezes a capacidade humana, permitindo diagnósticos mais rápidos e confiáveis.

Além disso, a IA tem se mostrado uma aliada poderosa na descoberta de novos medicamentos e tratamentos. Por meio da análise de grandes bancos de dados de informações genéticas e moleculares, a IA pode identificar alvos terapêuticos potenciais e até mesmo projetar moléculas farmacêuticas com maior probabilidade de sucesso. Esse processo acelerado de descoberta de fármacos pode trazer esperança para o tratamento de doenças anteriormente consideradas incuráveis.

A medicina de precisão é outra área beneficiada pela IA. Ao analisar grandes conjuntos de dados genéticos e clínicos, a IA pode identificar padrões e fatores de risco específicos para cada indivíduo. Com base nesses dados personalizados, os médicos podem desenvolver planos de tratamento individualizados, maximizando a eficácia dos cuidados e minimizando os efeitos colaterais.

Contudo, à medida que a IA assume um papel cada vez mais proeminente na medicina, questões éticas e regulatórias tornam-se cruciais. A transparência dos algoritmos utilizados e a explicação de suas decisões são fundamentais para garantir a confiança dos pacientes e dos profissionais de saúde. Além disso, é preciso estabelecer diretrizes sólidas para o uso ético da IA na tomada de decisões médicas, evitando qualquer viés ou discriminação nos resultados.

Outro ponto importante é o desenvolvimento de políticas que garantam a segurança e a privacidade dos dados médicos, uma vez que a IA depende de informações sensíveis para operar adequadamente. A proteção dos dados do paciente é fundamental para preservar a confidencialidade e a integridade das informações.

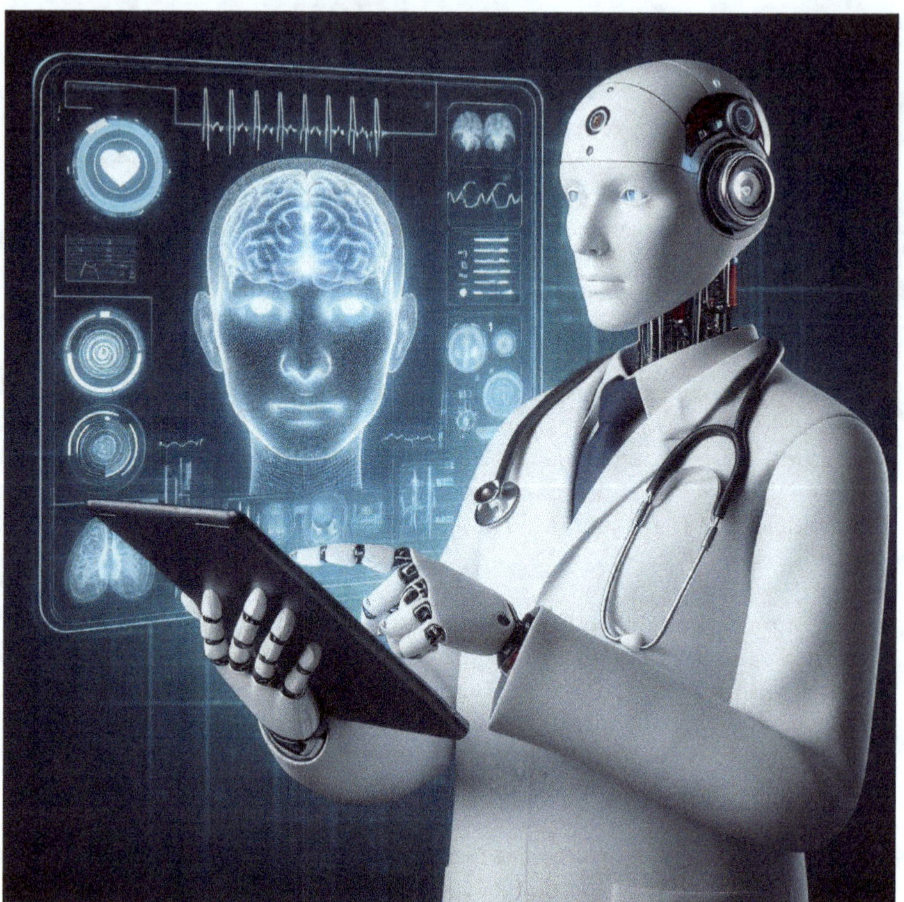

A inteligência artificial é uma ferramenta poderosa que está remodelando o futuro da medicina. Seu potencial para melhorar os diagnósticos, desenvolver tratamentos personalizados e aumentar a eficiência dos cuidados médicos é emocionante. No entanto, é fundamental que essas inovações sejam implementadas com responsabilidade, mantendo sempre o bem-estar e a segurança dos pacientes em primeiro lugar.

O futuro da medicina com a IA é promissor, e estamos apenas no início dessa jornada extraordinária de descobertas e avanços médicos impulsionados pela tecnologia. O objetivo final é alcançar uma saúde mais acessível, precisa e personalizada para todos.

3 - Nanomedicina e o Poder das Partículas

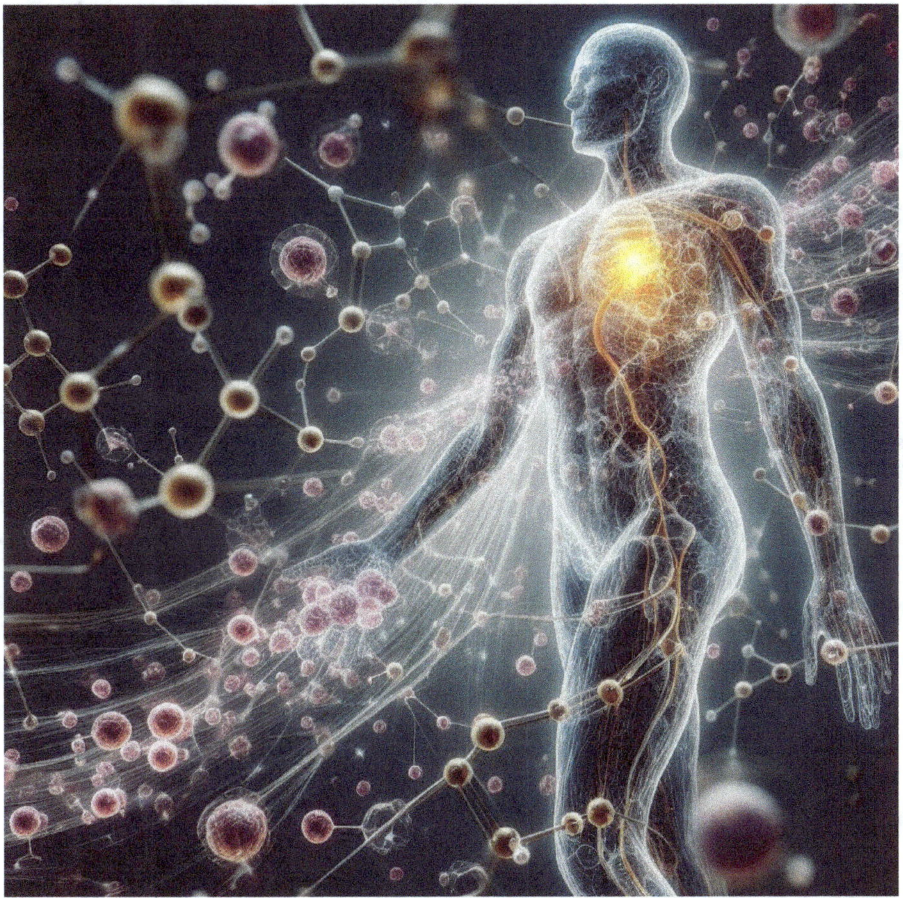

A nanomedicina é uma área empolgante da medicina que utiliza nanopartículas para melhorar diagnósticos e tratamentos médicos. Essas minúsculas partículas, com dimensões na escala nanométrica, oferecem uma série de vantagens e promessas no combate a diversas doenças.

Uma das principais aplicações da nanomedicina é no campo do diagnóstico. As nanopartículas podem ser projetadas para se ligarem especificamente a certos tipos de células ou moléculas, permitindo uma detecção mais precisa de doenças em estágios iniciais. Além disso, elas podem transportar agentes de contraste para melhorar a qualidade das imagens médicas, facilitando a identificação de anormalidades.

No tratamento de doenças, a nanomedicina oferece uma abordagem altamente direcionada e eficiente. As nanopartículas podem ser carregadas com medicamentos e entregues diretamente ao local da doença, minimizando os efeitos colaterais em tecidos saudáveis. Isso é especialmente útil no tratamento de cânceres, onde as terapias convencionais muitas vezes têm efeitos tóxicos nos órgãos circundantes.

Além disso, as nanopartículas têm sido utilizadas como sistemas de liberação controlada de medicamentos, garantindo que as substâncias ativas sejam liberadas de forma gradual e prolongada no organismo. Isso permite que os pacientes sejam submetidos a menos aplicações e doses, melhorando sua qualidade de vida e adesão ao tratamento.

Outra área promissora da nanomedicina é a regeneração de tecidos. As nanopartículas podem ser projetadas para estimular a regeneração celular e o crescimento de tecidos danificados. Isso é particularmente relevante para lesões ósseas, cartilaginosas e nervosas, onde a regeneração natural é limitada.

Apesar de todas essas vantagens, a nanomedicina também enfrenta desafios significativos. A segurança das nanopartículas é uma preocupação, pois seus efeitos a longo prazo no corpo humano ainda estão sendo estudados. É crucial garantir que essas partículas não sejam tóxicas ou causem danos aos órgãos.

Outra questão é a escalabilidade e a produção em larga escala das nanopartículas. Para que a nanomedicina se torne uma realidade acessível a todos, é necessário desenvolver métodos de fabricação mais eficientes e econômicos.

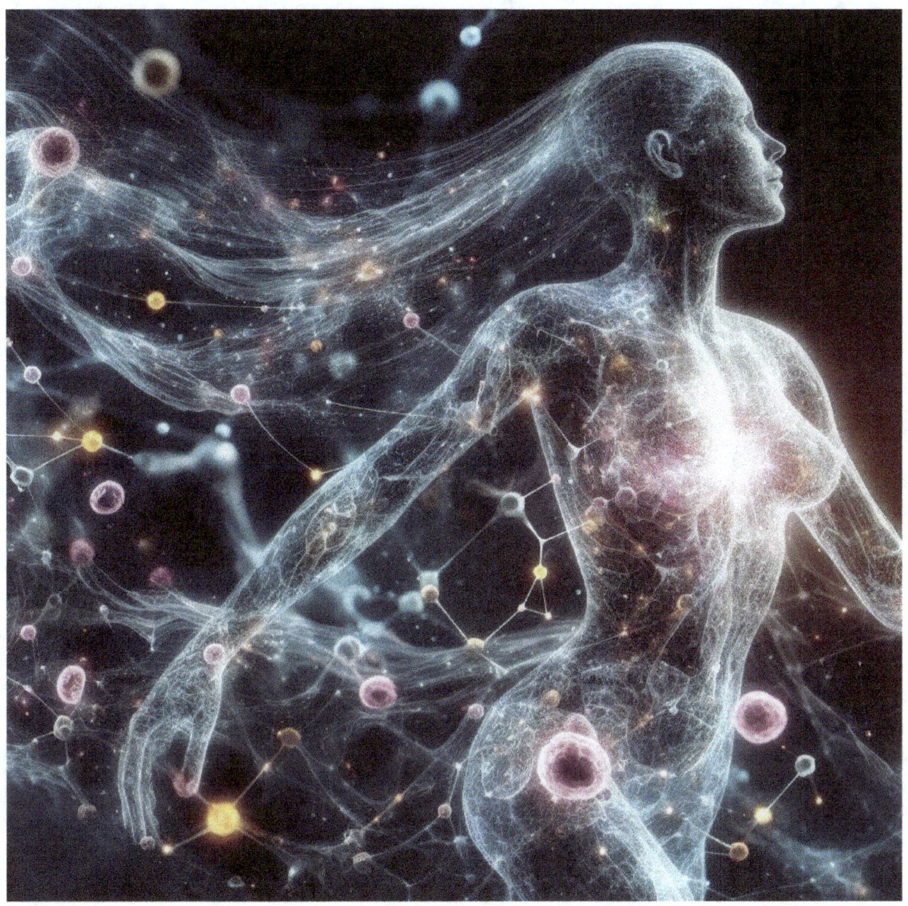

A nanomedicina representa uma promessa emocionante para o futuro da medicina. Com o avanço contínuo da ciência e da tecnologia, podemos esperar que essas inovações revolucionem a forma como prevenimos, diagnosticamos e tratamos doenças. A utilização inteligente e responsável das nanopartículas nos permitirá alcançar uma medicina mais precisa, eficiente e personalizada, trazendo benefícios inestimáveis para a saúde da humanidade.

À medida que a nanomedicina continua a avançar, os pesquisadores estão concentrando seus esforços em superar os desafios que ainda persistem e explorar novas fronteiras promissoras. Um dos desafios mais prementes é a segurança das nanopartículas. Enquanto os benefícios são claros, compreender completamente os efeitos a longo prazo dessas partículas no corpo humano é uma prioridade. Estudos detalhados estão em andamento para avaliar a toxicidade e os possíveis impactos no sistema imunológico, garantindo que a aplicação da nanomedicina seja segura e confiável.

Para enfrentar o desafio da produção em larga escala, cientistas e engenheiros estão explorando novos métodos de fabricação. Tecnologias inovadoras, como a nanofabricação e a impressão 3D de nanopartículas, estão sendo desenvolvidas para criar uma abordagem mais econômica e eficiente na produção desses materiais. Isso permitirá que a nanomedicina se torne acessível a um número maior de pessoas, expandindo seu impacto na saúde global.

Uma fronteira emocionante da nanomedicina é a integração com a tecnologia de ponta. A nanoeletrônica, por exemplo, está possibilitando o desenvolvimento de dispositivos médicos ultra pequenos que podem ser implantados no corpo para monitorar constantemente os sinais vitais e entregar terapias precisas quando necessário. Imagine um futuro onde pequenos sensores nanotecnológicos monitoram continuamente a saúde do paciente e ajustam automaticamente os níveis de medicamentos com base nas necessidades em tempo real.

Além disso, a nanomedicina está se unindo à inteligência artificial para otimizar diagnósticos e tratamentos. Algoritmos avançados podem analisar os dados coletados por nanopartículas e sensores para identificar padrões sutis e fornecer insights valiosos aos médicos. Essa abordagem combinada de nanotecnologia e IA está acelerando a personalização da medicina, permitindo que os tratamentos sejam adaptados de forma única a cada paciente.

No campo da regeneração de tecidos, as pesquisas continuam a explorar a capacidade das nanopartículas de criar ambientes propícios para a regeneração celular. Os cientistas estão desenvolvendo nanomateriais que não apenas estimulam o crescimento de tecidos, mas também direcionam a diferenciação celular, garantindo que as células se transformem no tipo exato de tecido necessário.

Conforme a nanomedicina avança, é essencial abordar as questões éticas e regulatórias que surgem com essas novas tecnologias. Garantir a privacidade dos dados dos pacientes, estabelecer diretrizes para a manipulação responsável das nanopartículas e lidar com preocupações sobre o acesso equitativo a esses avanços são tarefas críticas para a comunidade médica e os formuladores de políticas.

Em resumo, a nanomedicina está moldando o futuro da medicina de maneiras emocionantes e revolucionárias. Com cada desafio superado e cada fronteira explorada, nos aproximamos de uma era em que tratamentos altamente direcionados, diagnósticos ultra precisos e regeneração de tecidos se tornarão parte integrante da prática médica padrão. A jornada da nanomedicina continua a inspirar cientistas, médicos e pacientes, prometendo uma saúde melhor e mais personalizada para todos.

4 - Terapias Genéticas e Edição do DNA

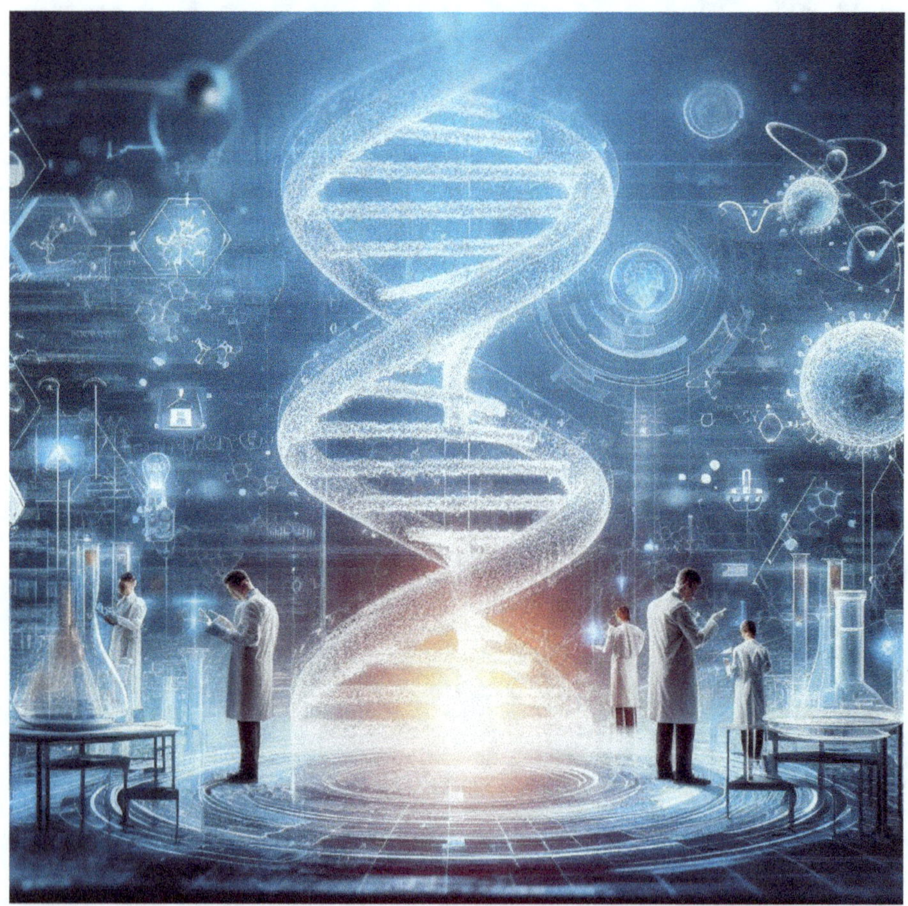

A medicina avança rumo a uma era de tratamentos revolucionários baseados na manipulação genética. As terapias genéticas e a edição do DNA prometem corrigir defeitos genéticos e oferecer curas para doenças que antes pareciam incuráveis.

As terapias genéticas visam corrigir ou substituir genes defeituosos que são responsáveis por doenças genéticas hereditárias. Essas terapias podem ser aplicadas diretamente nas células do paciente, corrigindo o código genético defeituoso e restaurando a função normal do gene. Dessa forma, doenças raras e devastadoras, como a fibrose cística e a distrofia muscular, podem ser tratadas de maneira mais eficaz e, em alguns casos, até mesmo curadas.

Além disso, a edição do DNA surge como uma ferramenta promissora para corrigir mutações genéticas específicas. A tecnologia CRISPR-Cas9, por exemplo, permite que os cientistas cortem e colem seções do DNA com alta precisão. Isso abre possibilidades emocionantes para a correção de erros genéticos responsáveis por doenças hereditárias.

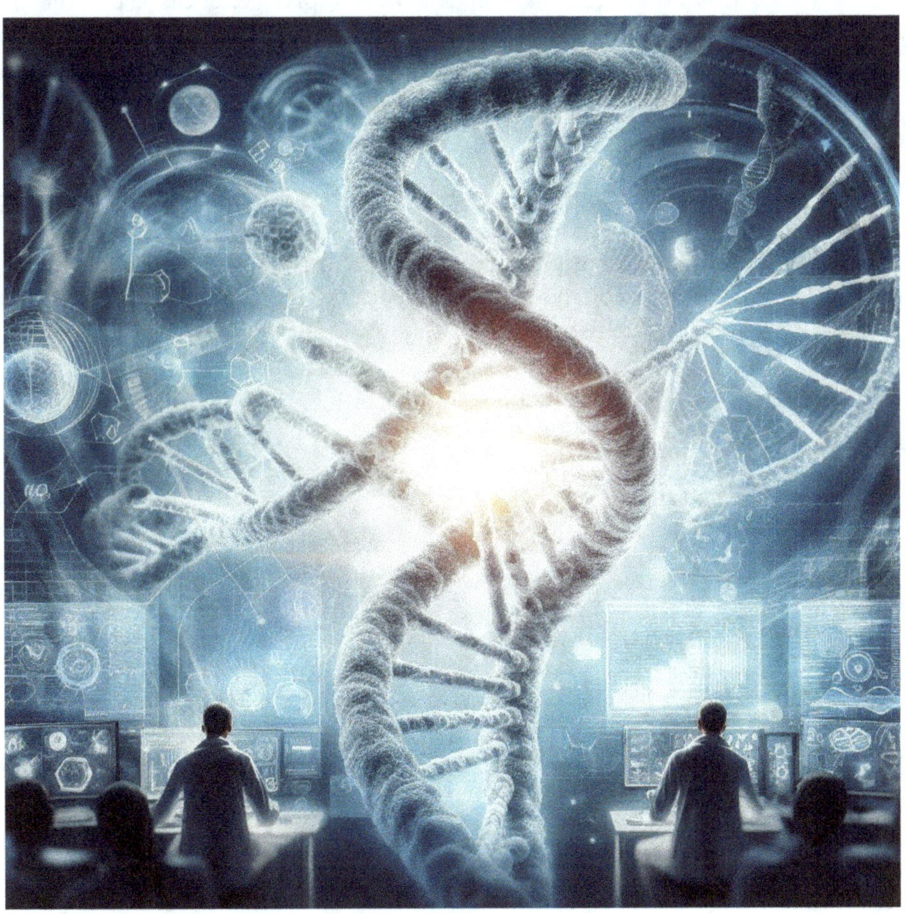

Entretanto, a edição do DNA também levanta questões éticas complexas. A capacidade de modificar geneticamente embriões humanos, por exemplo, traz consigo dilemas éticos e morais sobre a manipulação da vida humana e a criação de "bebês projetados". É fundamental que essas tecnologias sejam usadas com responsabilidade e sob rigorosas regulamentações para evitar abusos e consequências imprevistas.

Outro desafio é garantir que essas terapias sejam acessíveis a todos, independentemente de sua situação financeira. Por serem tecnologias inovadoras, os tratamentos genéticos podem ser muito caros, o que limita o acesso de muitos pacientes. É importante que a pesquisa e o desenvolvimento de terapias genéticas levem em consideração a sustentabilidade econômica para torná-las mais amplamente disponíveis.

Apesar dos desafios, a perspectiva das terapias genéticas e da edição do DNA é emocionante. À medida que a ciência avança nessa área, podemos esperar que tratamentos cada vez mais eficazes e personalizados sejam desenvolvidos para enfrentar algumas das doenças mais graves que afligem a humanidade.

É crucial que a sociedade e a comunidade científica trabalhem juntas para garantir que essas inovações sejam utilizadas de maneira ética, responsável e igualitária. Ao fazer isso, podemos alcançar uma medicina mais avançada e humanizada, proporcionando esperança e cura para milhões de pessoas em todo o mundo.

5 - MEDICINA REGENERATIVA E IMPRESSÃO 3D DE ÓRGÃOS

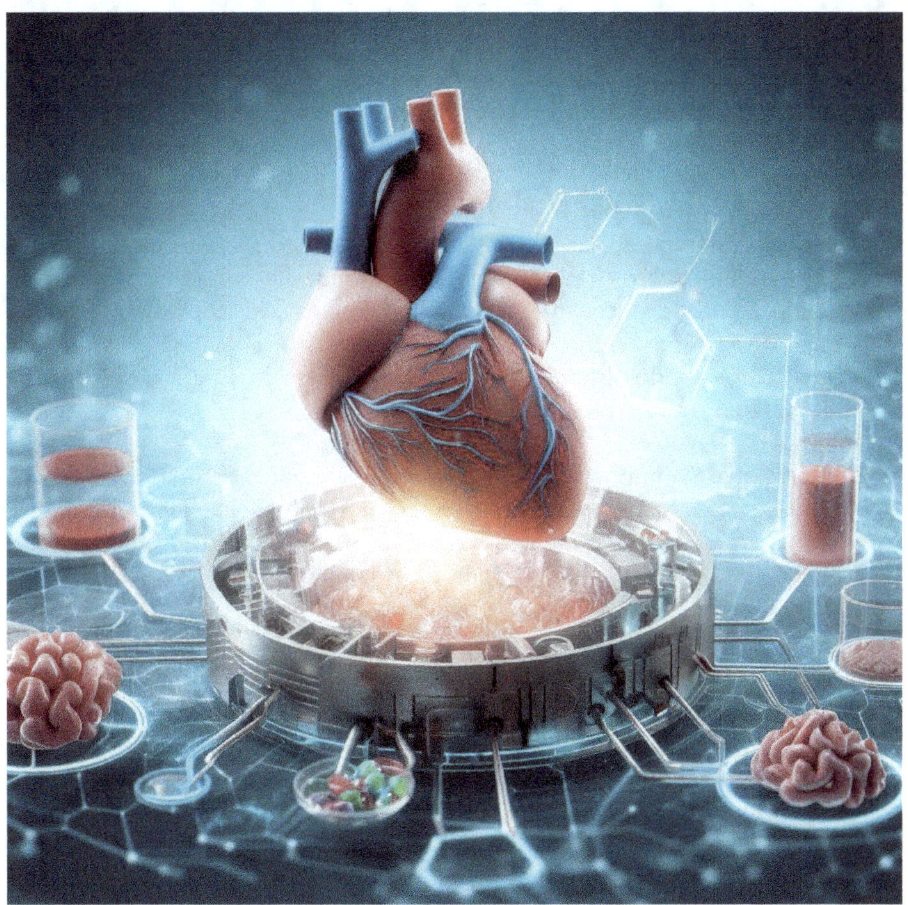

A medicina regenerativa representa uma abordagem inovadora para o tratamento de lesões e doenças crônicas, visando a restauração e regeneração de tecidos e órgãos danificados. Neste contexto, a impressão 3D de órgãos surge como uma tecnologia revolucionária que promete revolucionar a forma como tratamos condições médicas complexas.

A medicina regenerativa se baseia na capacidade inata do corpo humano de se curar e se regenerar. Através do uso de células-tronco, fatores de crescimento e biomateriais, os médicos podem estimular a regeneração de tecidos danificados, permitindo a reparação de órgãos e a recuperação de funções perdidas. Isso oferece esperança para pacientes que enfrentam lesões traumáticas ou doenças degenerativas, como a osteoartrite e a doença de Parkinson.

A impressão 3D de órgãos é um dos destaques mais emocionantes da medicina regenerativa. Com essa tecnologia, é possível criar estruturas biológicas complexas, como rins, fígados e corações, camada por camada, utilizando células vivas e materiais biocompatíveis. Esses órgãos sob medida podem ser implantados nos pacientes, reduzindo a dependência de doadores e eliminando o risco de rejeição.

No entanto, apesar das promessas da medicina regenerativa, ainda existem desafios significativos a serem superados. Ainda há muito a aprender sobre como as células-tronco interagem com o corpo e como direcionar sua diferenciação para tecidos específicos. Além disso, garantir a vascularização adequada dos tecidos impressos em 3D é fundamental para o seu sucesso a longo prazo.

Outra questão importante é a segurança e a regulamentação dessas terapias inovadoras. É essencial que os tratamentos de medicina regenerativa sejam submetidos a rigorosos ensaios clínicos para comprovar sua eficácia e segurança antes de serem disponibilizados para o público em geral.

Apesar dos desafios, a medicina regenerativa e a impressão 3D de órgãos representam um futuro promissor para a saúde humana. Imagine um mundo onde os órgãos podem ser produzidos sob demanda, reduzindo a lista de espera por transplantes e oferecendo esperança para milhões de pessoas que atualmente lutam contra doenças crônicas.

A medicina regenerativa está redefinindo os limites da medicina moderna e abrindo novas possibilidades para a cura e a regeneração do corpo humano. Com o avanço contínuo da tecnologia e a dedicação da comunidade científica, podemos esperar que essas terapias revolucionárias se tornem uma realidade acessível a todos, trazendo uma nova era de saúde e bem-estar para a humanidade.

6 - Realidade Virtual e Aumentada na Reabilitação

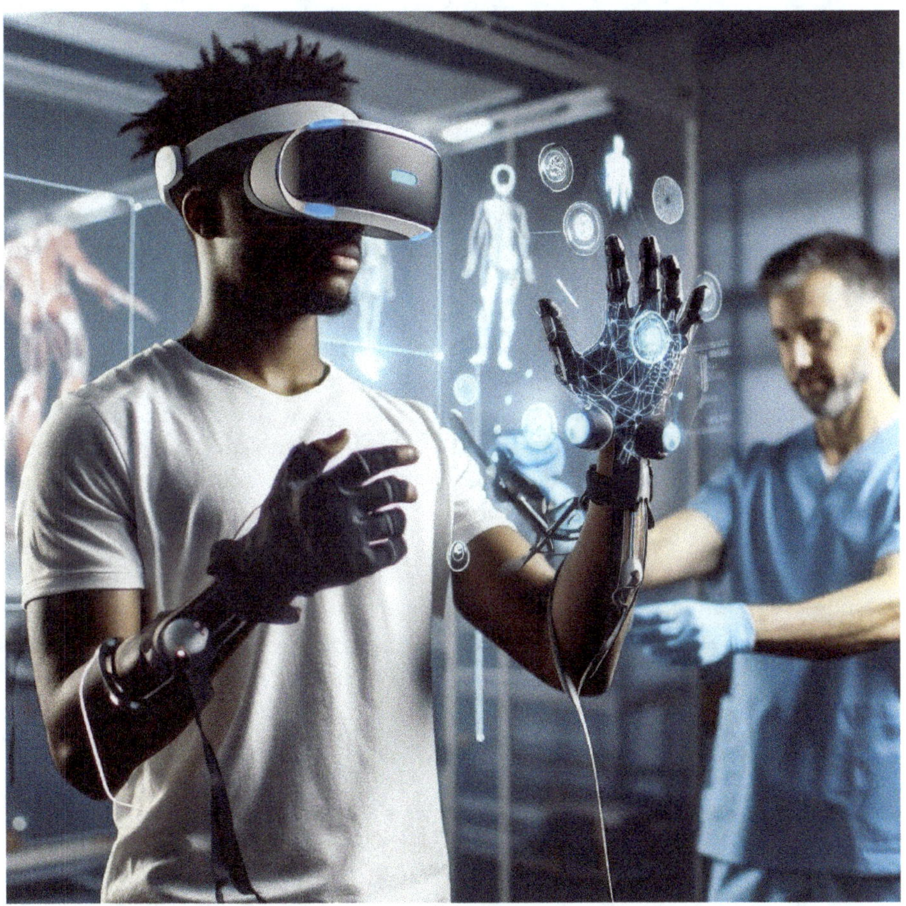

A realidade virtual (RV) e a realidade aumentada (RA) estão ganhando espaço na medicina como ferramentas poderosas para a reabilitação física e mental. Essas tecnologias imersivas oferecem novas possibilidades no tratamento de lesões, deficiências e traumas emocionais, proporcionando uma abordagem inovadora e eficaz na recuperação dos pacientes.

Na reabilitação física, a RV e a RA permitem que os pacientes realizem exercícios terapêuticos de uma forma mais envolvente e motivadora. Por exemplo, um paciente que está se recuperando de um acidente vascular cerebral pode realizar exercícios de fisioterapia usando um ambiente virtual, o que torna o processo de recuperação mais agradável e menos tedioso. Além disso, essas tecnologias permitem que os terapeutas monitorem o progresso dos pacientes em tempo real e adaptem o tratamento de acordo com suas necessidades individuais.

Na reabilitação mental, a RV e a RA também desempenham um papel crucial. Pacientes com transtornos de ansiedade, fobias ou transtornos de estresse pós-traumático podem ser expostos a ambientes simulados de forma gradual e controlada, permitindo-lhes enfrentar seus medos de maneira segura e supervisionada. Essa abordagem, conhecida como terapia de exposição virtual, tem se mostrado altamente eficaz no tratamento dessas condições.

Além disso, a RV e a RA podem ser utilizadas na reabilitação cognitiva, ajudando pacientes com danos cerebrais ou distúrbios neurodegenerativos a recuperar funções cognitivas perdidas. Jogos e exercícios virtuais desafiam a memória, a atenção e outras habilidades cognitivas, estimulando a plasticidade cerebral e a recuperação das capacidades mentais.

Entretanto, é importante notar que a RV e a RA não devem ser vistas como substitutas dos tratamentos tradicionais, mas como complementos valiosos. Essas tecnologias devem ser usadas em conjunto com os métodos de reabilitação convencionais, fornecendo uma abordagem integrada e abrangente para a recuperação do paciente.

Além disso, a acessibilidade das tecnologias de RV e RA ainda é uma preocupação. Embora essas tecnologias estejam se tornando mais acessíveis e disponíveis, é essencial garantir que todos os pacientes, independentemente de suas condições socioeconômicas ou limitações físicas, possam se beneficiar dessas terapias inovadoras.

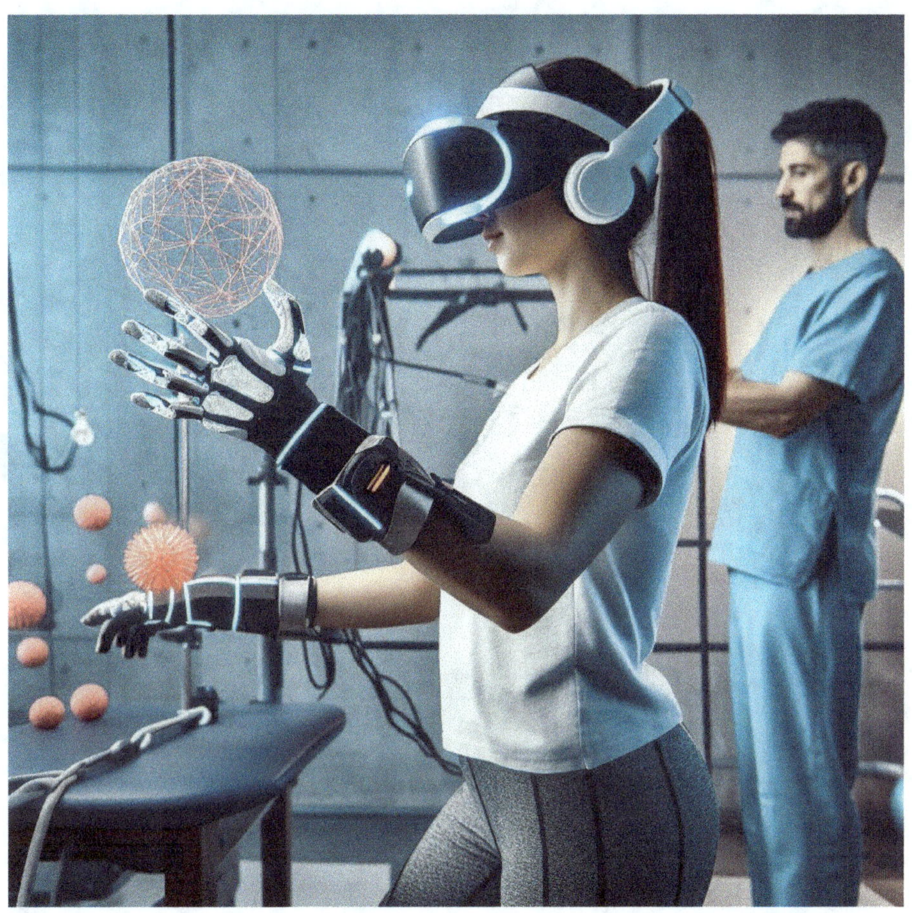

A realidade virtual e aumentada estão mudando o cenário da reabilitação médica, oferecendo novas perspectivas para a recuperação e o tratamento de uma ampla variedade de condições físicas e mentais. Com o contínuo desenvolvimento e aprimoramento dessas tecnologias, podemos esperar que a reabilitação se torne mais eficaz e acessível, proporcionando melhores resultados e uma maior qualidade de vida para os pacientes.

7 - Internet das Coisas (IoT) e Dispositivos Médicos Conectados

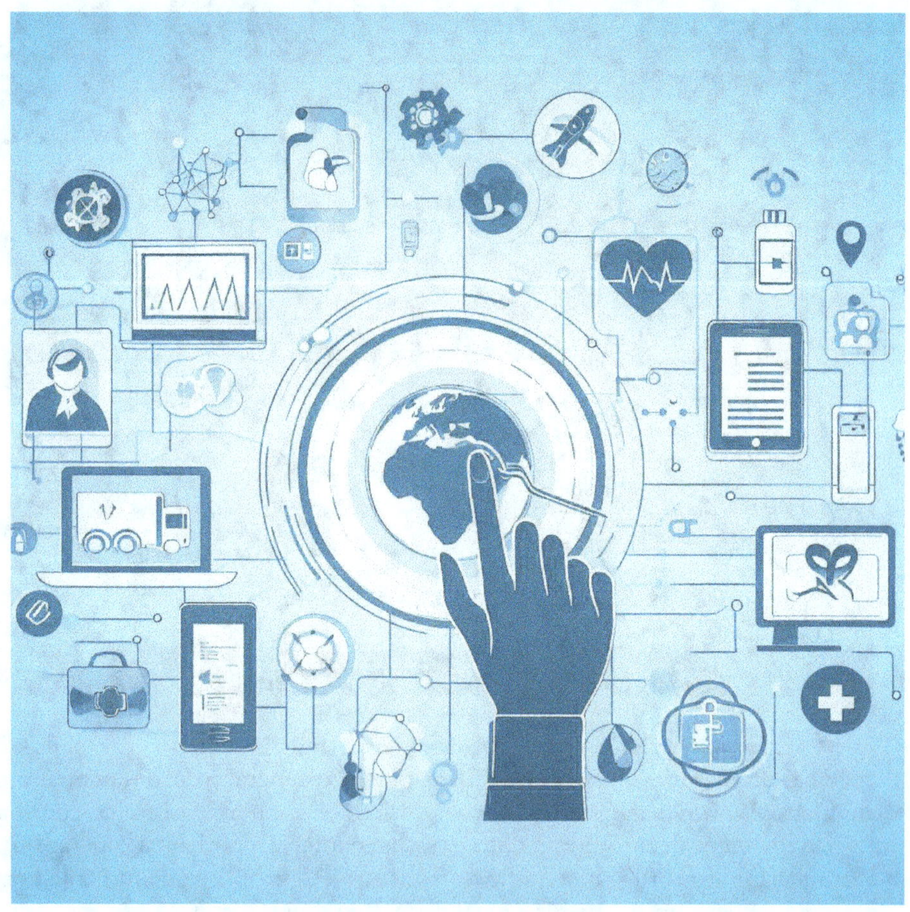

A Internet das Coisas (IoT) está desempenhando um papel transformador na área da saúde, trazendo uma nova dimensão de conectividade e monitoramento em tempo real para os cuidados médicos. Através da interconexão de dispositivos médicos inteligentes, a IoT está tornando possível o monitoramento contínuo dos pacientes e a coleta de dados precisos para diagnósticos e tratamentos mais eficazes.

Os dispositivos médicos conectados abrangem uma ampla gama de tecnologias, desde wearables, como relógios inteligentes e monitores de atividade física, até dispositivos implantáveis, como marcapassos e bombas de insulina. Esses dispositivos são capazes de coletar dados sobre a saúde do paciente, como frequência cardíaca, pressão arterial, níveis de glicose e qualidade do sono.

Essas informações são transmitidas para profissionais de saúde em tempo real, permitindo um monitoramento contínuo da saúde do paciente mesmo quando estão fora do ambiente hospitalar. Isso possibilita diagnósticos mais precisos, intervenções mais rápidas e tratamentos personalizados, levando a melhores resultados para o paciente.

Além disso, a IoT tem sido uma aliada importante no cuidado de pacientes crônicos, permitindo que eles gerenciem suas condições de saúde de forma mais independente. Por exemplo, um paciente com diabetes pode monitorar seus níveis de glicose regularmente usando um dispositivo conectado e ajustar sua medicação de acordo com as recomendações médicas.

No entanto, é importante destacar que a IoT também apresenta desafios em relação à segurança e privacidade dos dados. Com a quantidade crescente de informações médicas sendo transmitidas e armazenadas em dispositivos conectados, é fundamental garantir a proteção adequada desses dados contra violações e acessos não autorizados.

Além disso, a interoperabilidade entre os diversos dispositivos médicos é essencial para que a IoT funcione de maneira eficaz. Os padrões e protocolos de comunicação devem ser padronizados para garantir que os dispositivos de diferentes fabricantes possam se comunicar e compartilhar informações de forma integrada.

Em suma, a IoT e os dispositivos médicos conectados estão transformando a forma como cuidamos da saúde. Essa revolução tecnológica está proporcionando uma abordagem mais personalizada, acessível e eficiente para os cuidados médicos, capacitando os pacientes e profissionais de saúde a tomarem decisões informadas e a alcançarem melhores resultados de saúde. À medida que a IoT continua a evoluir, podemos esperar que essas tecnologias inovadoras contribuam significativamente para o avanço da medicina e o bem-estar da humanidade.

8 - Avanços na Cirurgia Minimamente Invasiva

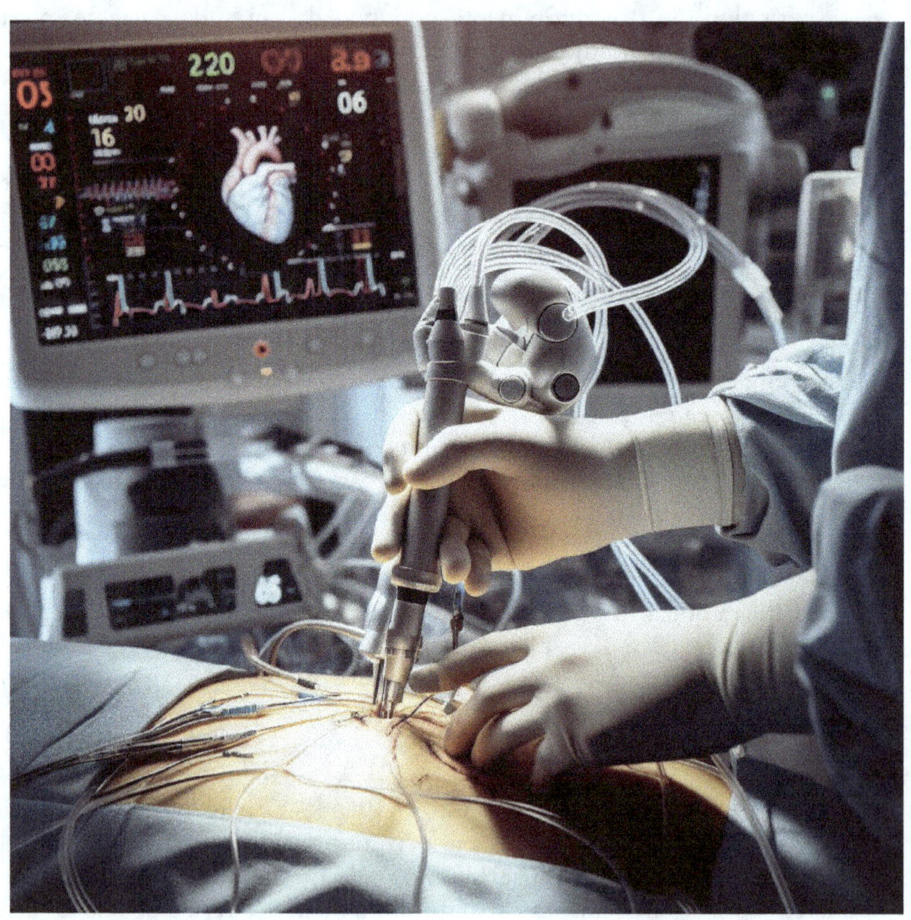

A cirurgia minimamente invasiva revolucionou a prática médica, proporcionando procedimentos cirúrgicos menos invasivos, recuperação mais rápida e menores complicações para os pacientes. Essa abordagem inovadora utiliza tecnologias avançadas para realizar intervenções cirúrgicas com incisões pequenas em comparação com a cirurgia tradicional.

Um dos principais avanços na cirurgia minimamente invasiva é o uso de laparoscopia. Nesse procedimento, um pequeno tubo com uma câmera é inserido no corpo do paciente, permitindo que o cirurgião visualize o interior e realize a operação com a ajuda de instrumentos cirúrgicos especiais. Isso reduz o trauma nos tecidos circundantes, levando a uma recuperação mais rápida e menos dor pós-operatória.

Além da laparoscopia, outras técnicas minimamente invasivas têm sido aplicadas em diversas especialidades médicas, como a cirurgia cardíaca, ortopédica e urológica. A cirurgia robótica é um exemplo notável de avanço nessa área, onde um robô cirurgião assistido por um médico realiza procedimentos complexos com uma precisão incrível.

Os benefícios da cirurgia minimamente invasiva vão além do aspecto físico do paciente. A redução do tempo de internação e a recuperação mais rápida permitem que os pacientes voltem às suas atividades diárias normais em menos tempo, melhorando significativamente sua qualidade de vida.

Apesar dos inúmeros benefícios, a cirurgia minimamente invasiva requer habilidades técnicas avançadas por parte dos cirurgiões. A curva de aprendizado é desafiadora, e a experiência do cirurgião é crucial para garantir o sucesso e a segurança dos procedimentos.

Outro ponto importante é a disponibilidade dessas técnicas em todas as regiões e hospitais. Nem todos os centros médicos têm acesso às tecnologias mais avançadas, o que pode limitar o acesso dos pacientes a esses procedimentos inovadores.

A cirurgia minimamente invasiva é um exemplo claro de como a tecnologia está transformando a medicina, oferecendo soluções mais eficazes e menos invasivas para uma variedade de condições médicas. À medida que a pesquisa continua e as técnicas evoluem, podemos esperar que a cirurgia minimamente invasiva se torne ainda mais acessível e beneficie um número crescente de pacientes em todo o mundo.

9 - Inteligência Emocional na Prática Médica

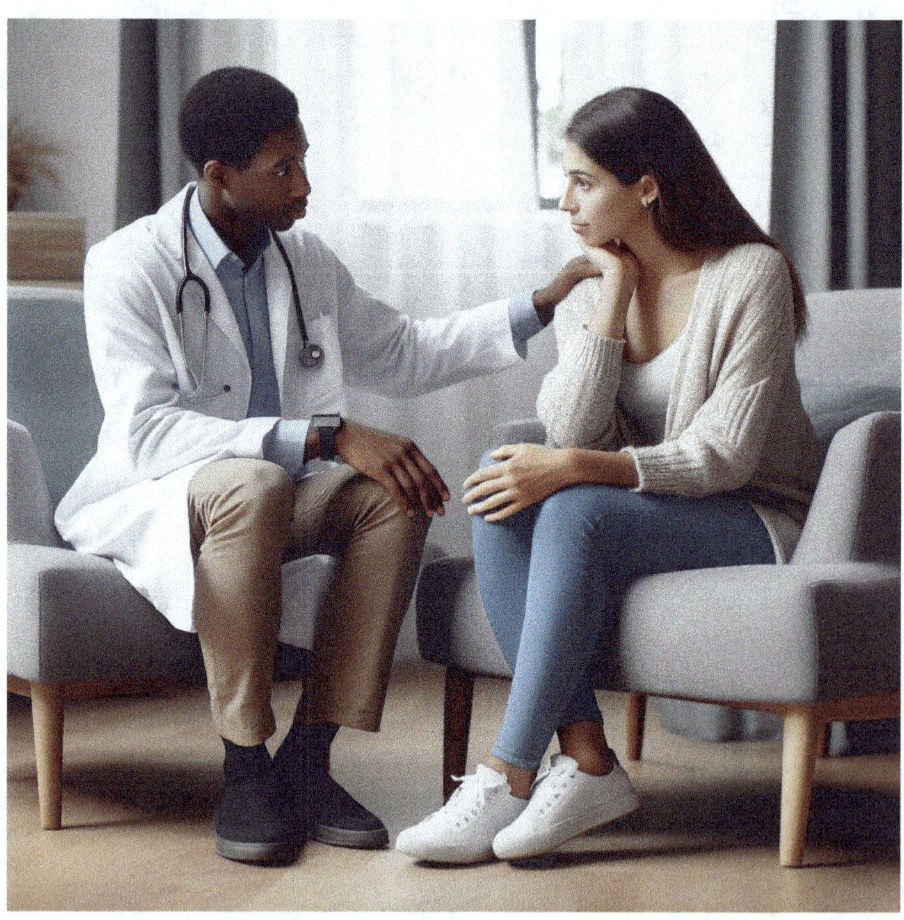

A inteligência emocional é uma habilidade fundamental que desempenha um papel crucial na prática médica. Trata-se da capacidade de reconhecer, compreender e gerenciar as próprias emoções, bem como compreender as emoções dos outros. Na área da saúde, a inteligência emocional é essencial para o cuidado efetivo e compassivo dos pacientes.

Para os profissionâis de saúde, a inteligência emocional permite que eles se conectem verdadeiramente com seus pacientes, demonstrando empatia e compreensão genuína. Quando os pacientes sentem que são ouvidos e compreendidos, isso pode melhorar significativamente sua experiência de tratamento e sua confiança no médico.

Além disso, a inteligência emocional ajuda os médicos a gerenciar o estresse e a pressão que enfrentam diariamente. Lidar com situações difíceis, como diagnósticos desafiadores ou a perda de um paciente, requer resiliência emocional e capacidade de enfrentar essas emoções de forma saudável.

A inteligência emocional também é vital para a comunicação eficaz entre médicos e suas equipes. Uma equipe de saúde que trabalha bem junta e se comunica de forma clara e respeitosa tem um impacto positivo direto no atendimento ao paciente e nos resultados do tratamento.

No entanto, o desenvolvimento da inteligência emocional não é uma tarefa fácil e requer autoconhecimento e prática contínua. Os profissionais de saúde podem buscar treinamentos e programas de desenvolvimento emocional para aprimorar suas habilidades nessa área.

É importante que a inteligência emocional seja valorizada e incentivada na prática médica, tanto durante a formação acadêmica quanto ao longo da carreira profissional. Hospitais e instituições de saúde podem promover um ambiente de trabalho que priorize o bem-estar emocional dos profissionais, o que, por sua vez, se refletirá em um atendimento mais humano e compassivo aos pacientes.

A inteligência emocional na prática médica não se limita apenas ao relacionamento médico-paciente, mas também tem um impacto significativo na eficácia do tratamento e no bem-estar geral do paciente. Cultivar essa habilidade essencial contribui para uma prática médica mais humanizada e centrada no paciente, proporcionando uma melhor qualidade de atendimento e uma experiência positiva para todos os envolvidos no cuidado de saúde.

10 - O Futuro da Medicina: Desafios e Perspectivas

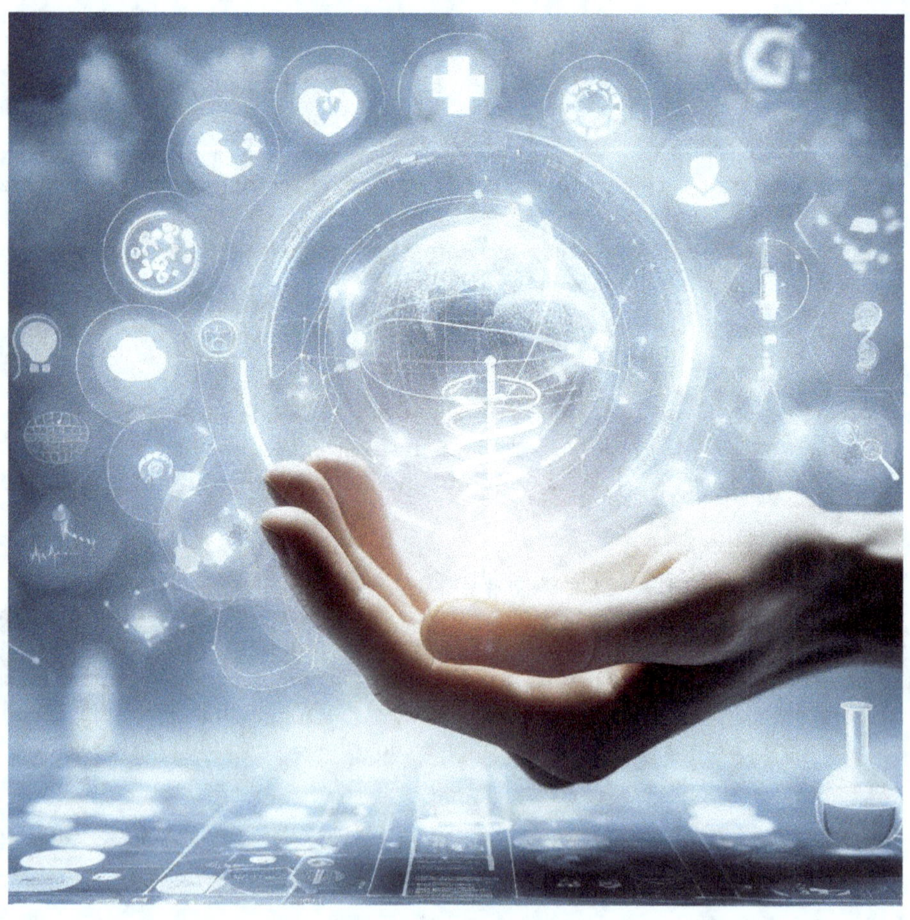

À medida que avançamos rumo ao futuro, a medicina enfrenta uma série de desafios e oportunidades emocionantes. As inovações tecnológicas, descobertas científicas e mudanças demográficas estão moldando o panorama da saúde e oferecendo perspectivas promissoras para o cuidado médico.

Um dos principais desafios que a medicina enfrenta é a crescente carga de doenças crônicas. Com o envelhecimento da população e mudanças no estilo de vida, condições como diabetes, doenças cardiovasculares e obesidade estão se tornando mais prevalentes. Lidar com essas doenças requer uma abordagem integrada e holística, focada na prevenção e no gerenciamento eficaz das condições crônicas.

Outro desafio é garantir que as inovações médicas sejam acessíveis a todos. À medida que novas tecnologias e tratamentos avançam, é essencial que eles sejam disponibilizados de forma justa e igualitária, garantindo que todos os indivíduos tenham acesso aos melhores cuidados possíveis, independentemente de sua situação econômica ou geográfica.

A ética na medicina também permanece como uma questão fundamental. À medida que as fronteiras da ciência são empurradas, surgem novas questões éticas sobre a manipulação genética, a privacidade dos dados de saúde, a inteligência artificial e outras tecnologias avançadas. É importante que os profissionais de saúde e a sociedade como um todo estejam preparados para enfrentar essas questões com responsabilidade e em conformidade com os princípios éticos.

No entanto, apesar dos desafios, o futuro da medicina também oferece perspectivas empolgantes. Avanços em genética, nanotecnologia, medicina regenerativa e inteligência artificial prometem revolucionar o tratamento de doenças e proporcionar uma medicina mais personalizada e eficaz.

A telemedicina e a digitalização dos cuidados de saúde também abrem portas para um atendimento mais acessível e conveniente. Pacientes podem agora acessar serviços de saúde a distância, receber diagnósticos online e monitorar sua saúde usando aplicativos móveis. Essa transformação digital tem o potencial de melhorar significativamente a qualidade e a eficiência dos cuidados médicos.

O futuro da medicina é moldado por uma combinação de ciência, tecnologia e humanidade. À medida que avançamos, é essencial que permaneçamos comprometidos com a busca da excelência médica, com o bem-estar do paciente no centro de nossas preocupações. Ao enfrentarmos os desafios e abraçarmos as oportunidades, podemos criar um futuro de saúde mais brilhante, com cuidados médicos avançados, acessíveis e compassivos para todos.

11 - Saúde Mental e o Caminho para a Aceitação

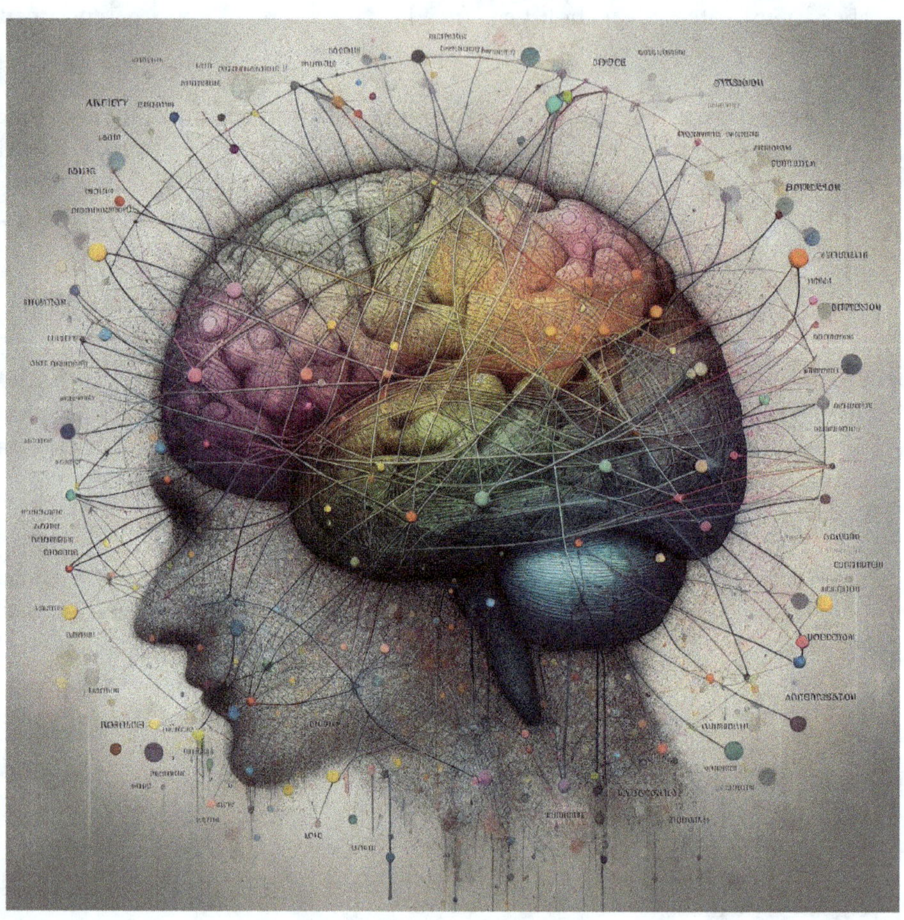

A saúde mental tem se destacado como uma questão crucial na área da saúde, ganhando mais atenção e reconhecimento nas últimas décadas. A compreensão da importância do bem-estar mental e emocional está crescendo, e cada vez mais pessoas estão buscando ajuda para lidar com suas questões de saúde mental.

Ainda assim, existe um estigma associado aos transtornos mentais que pode dificultar o acesso ao tratamento adequado. Muitas pessoas hesitam em buscar ajuda devido ao medo do julgamento ou à preocupação com o estigma social. É fundamental quebrar essas barreiras e promover a aceitação e a compreensão em relação à saúde mental.

Profissionais de saúde, instituições e a sociedade como um todo devem trabalhar juntos para reduzir o estigma e promover a importância do cuidado mental. Isso inclui a implementação de programas de conscientização, educação sobre saúde mental e a criação de ambientes de trabalho e comunidades que priorizem o bem-estar emocional dos indivíduos.

A oferta de tratamentos e serviços de saúde mental também precisa ser ampliada. É importante garantir que todas as pessoas tenham acesso a profissionais de saúde mental qualificados, terapias eficazes e medicamentos quando necessário. A saúde mental deve ser integrada aos cuidados de saúde em geral, para que os pacientes possam receber uma abordagem abrangente e holística para o seu bem-estar.

Além disso, é essencial lembrar que a saúde mental não se restringe apenas aos transtornos mentais diagnosticados. Cuidar da saúde mental envolve práticas cotidianas de autocuidado, como a busca pelo equilíbrio entre trabalho e vida pessoal, a prática de atividades físicas, a alimentação saudável e a conexão com outras pessoas.

Para avançar no caminho para a aceitação e a valorização da saúde mental, é preciso lembrar que todos nós temos saúde mental e que todos podemos enfrentar desafios emocionais em algum momento da vida. A empatia e o apoio mútuo são fundamentais para criarmos uma sociedade mais acolhedora e solidária.

O futuro da saúde mental está intrinsecamente ligado à nossa capacidade de promover a aceitação, a compreensão e a acessibilidade aos cuidados. Ao trabalharmos juntos para remover o estigma, investir em recursos e apoio, e valorizar a saúde mental como uma parte essencial da nossa saúde geral, podemos construir uma sociedade mais saudável e resiliente para todos.

Nesse contexto de destaque crescente da saúde mental, é crucial reconhecer a diversidade de desafios enfrentados pelas pessoas em diferentes fases da vida. Desde a infância até a terceira idade, as demandas emocionais variam, exigindo abordagens adaptativas e personalizadas para o cuidado mental.

A educação sobre saúde mental deve começar cedo, integrando-se aos currículos escolares para fornecer ferramentas e habilidades que ajudem as crianças a compreenderem e gerenciarem suas emoções. Além disso, programas de apoio às famílias podem desempenhar um papel fundamental, capacitando os pais a reconhecerem sinais precoces de problemas emocionais e a oferecerem suporte adequado.

A tecnologia também desempenha um papel cada vez mais importante na promoção da saúde mental. Aplicativos e plataformas online podem oferecer recursos acessíveis, como meditação guiada, acompanhamento emocional e informações educativas. A integração dessas ferramentas na abordagem terapêutica amplia o alcance dos cuidados mentais, atingindo comunidades que, de outra forma, poderiam ter acesso limitado.

A criação de espaços seguros para discussões abertas sobre saúde mental no ambiente de trabalho é outra peça-chave. Empregadores podem implementar políticas que incentivem a conversa franca, reduzindo o estigma associado à busca de ajuda. Programas de suporte psicológico no local de trabalho podem ser implementados para oferecer assistência imediata em momentos de crise.

Por fim, é importante considerar a influência das condições socioeconômicas na saúde mental. A equidade no acesso aos serviços de saúde mental é vital, garantindo que pessoas de todas as camadas sociais tenham a oportunidade de buscar ajuda quando necessário. A abordagem da saúde mental como um componente integral da saúde geral é um passo crucial para construir uma sociedade que valoriza e promove o bem-estar mental de todos os seus membros.

12 – MEDICINA PREVENTIVA: O PODER DA PREVENÇÃO

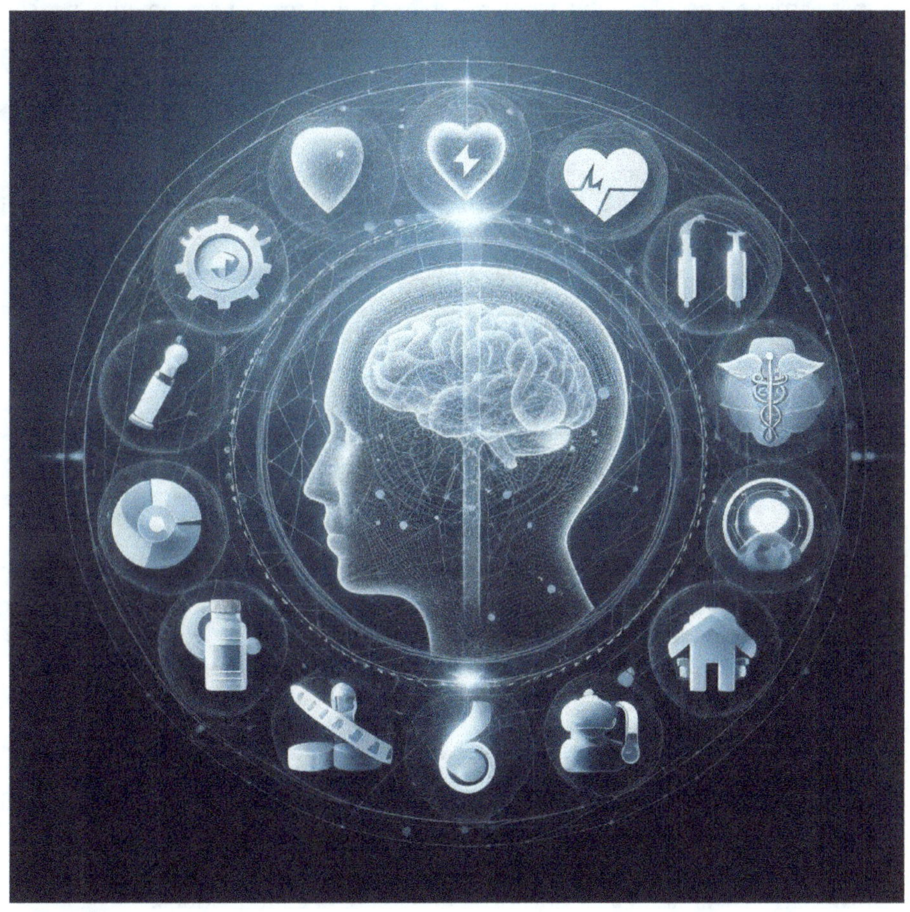

A medicina preventiva emerge como uma abordagem fundamental para melhorar a saúde e o bem-estar da população. Em vez de focar apenas no tratamento de doenças, a medicina preventiva concentra-se em evitar que as doenças ocorram em primeiro lugar, reduzindo a incidência de condições médicas evitáveis.

Uma das principais estratégias da medicina preventiva é a promoção de estilos de vida saudáveis. Incentivar a prática regular de atividade física, uma alimentação balanceada e a redução de hábitos prejudiciais, como o tabagismo e o consumo excessivo de álcool, pode prevenir uma série de doenças crônicas, como diabetes, hipertensão e doenças cardíacas.

Além disso, a medicina preventiva envolve a realização de exames de rastreamento e check-ups regulares, para identificar precocemente possíveis problemas de saúde e iniciar o tratamento o mais cedo possível. Essas práticas são especialmente importantes para doenças que podem ser assintomáticas em seus estágios iniciais, como o câncer de mama e o câncer de próstata.

A vacinação é outro pilar fundamental da medicina preventiva. As vacinas têm sido responsáveis por erradicar ou reduzir significativamente várias doenças infecciosas ao longo da história da medicina. Garantir que a população seja vacinada adequadamente é essencial para prevenir surtos e proteger a saúde pública.

A medicina preventiva também envolve a identificação e gerenciamento de fatores de risco para doenças, como a hipertensão arterial, o colesterol elevado e o diabetes. Ao controlar esses fatores de risco, é possível prevenir o desenvolvimento de doenças cardiovasculares e outros problemas de saúde relacionados.

Para promover efetivamente a medicina preventiva, é necessária uma abordagem integrada, envolvendo governos, instituições de saúde, profissionais e a comunidade em geral. Campanhas de conscientização, programas de educação em saúde e políticas públicas voltadas para a prevenção são essenciais para promover uma mudança de cultura em relação aos cuidados de saúde.

Investir na medicina preventiva não apenas melhora a saúde da população, mas também contribui para a sustentabilidade dos sistemas de saúde. Prevenir doenças é mais econômico do que tratá-las em estágios avançados, além de proporcionar uma melhor qualidade de vida para os indivíduos.

O futuro da medicina preventiva é promissor, com o avanço contínuo da ciência e da tecnologia, bem como uma maior conscientização sobre a importância da prevenção na promoção da saúde. Ao priorizar a medicina preventiva em nossas práticas de saúde e políticas públicas, podemos alcançar uma sociedade mais saudável, resiliente e sustentável, com um maior bem-estar e qualidade de vida para todos.

13 - Medicina Personalizada: O Futuro da Individualização dos Cuidados

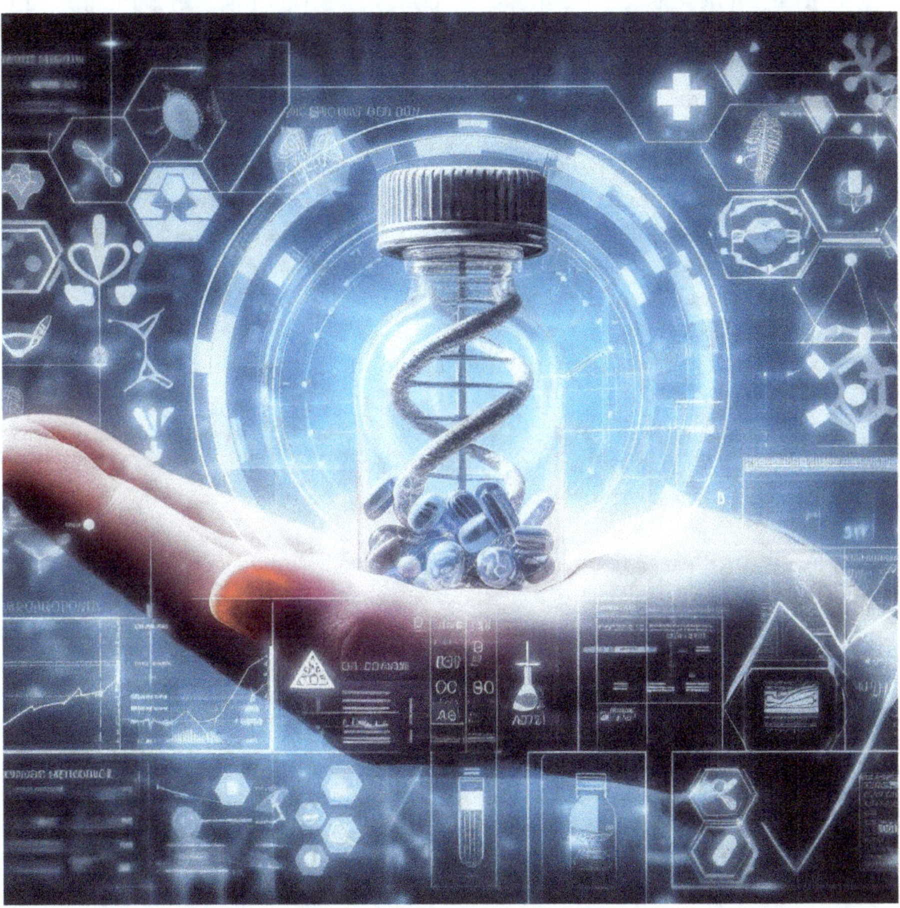

A medicina personalizada é uma abordagem inovadora que reconhece que cada indivíduo é único e responde de maneira diferente a tratamentos e medicamentos. Em vez de aplicar abordagens genéricas, a medicina personalizada busca adaptar os cuidados de saúde de acordo com as características genéticas, biológicas e ambientais de cada paciente.

A genômica é um dos pilares fundamentais da medicina personalizada. A análise do genoma de um indivíduo permite identificar variações genéticas que podem influenciar a predisposição para doenças, a eficácia de tratamentos e a resposta a medicamentos específicos. Essas informações genéticas podem ser usadas para orientar decisões médicas e escolher terapias mais adequadas para cada paciente.

Além da genômica, a medicina personalizada também se baseia em outras técnicas avançadas de diagnóstico, como a proteômica e a metabolômica. Essas abordagens permitem analisar as proteínas e metabólitos presentes no organismo, fornecendo uma visão mais completa da saúde e das necessidades de cada paciente.

A medicina personalizada tem aplicações em várias áreas da saúde, incluindo o tratamento do câncer, doenças cardiovasculares, doenças raras e transtornos genéticos. Ao levar em consideração as características individuais de cada paciente, é possível selecionar terapias mais eficazes e reduzir o risco de efeitos colaterais indesejados.

No entanto, a medicina personalizada também enfrenta desafios, como o custo elevado dos testes genéticos e a necessidade de desenvolver mais pesquisas para fundamentar as decisões clínicas. Além disso, é fundamental garantir que a privacidade dos dados genéticos seja protegida e que as informações não sejam usadas de maneira inadequada.

O futuro da medicina personalizada é empolgante, com avanços constantes na tecnologia e na pesquisa genômica. À medida que a medicina personalizada se torna mais acessível e integrada aos cuidados de saúde, podemos esperar uma revolução na forma como tratamos doenças e promovemos o bem-estar.

No entanto, é importante lembrar que a medicina personalizada não substitui a importância de uma abordagem holística e centrada no paciente. Cada indivíduo é único não apenas em seu perfil genético, mas também em suas experiências, emoções e valores. A medicina personalizada deve ser complementada por uma escuta atenta e uma compreensão profunda das necessidades e desejos de cada paciente.

Ao combinar a medicina personalizada com uma abordagem humanizada e compassiva, podemos construir um futuro de cuidados de saúde mais eficazes, personalizados e centrados nas pessoas, proporcionando a cada indivíduo a melhor chance de alcançar uma vida saudável e plena.

14 - Inteligência Artificial na Medicina: A Revolução da Saúde Conectada

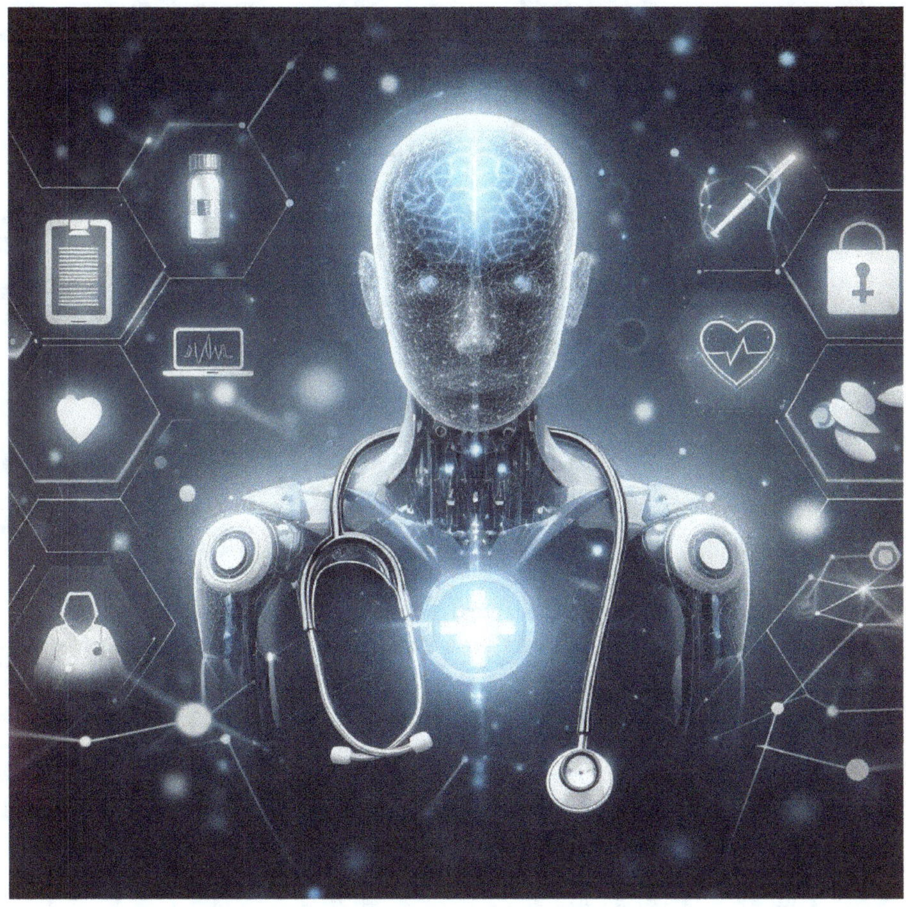

A inteligência artificial (IA) está transformando rapidamente a prática médica, trazendo uma revolução na forma como diagnosticamos, tratamos e gerenciamos doenças. A combinação de poderosos algoritmos de aprendizado de máquina e grandes conjuntos de dados está permitindo avanços significativos na área da saúde, impulsionando a era da saúde conectada.

Uma das aplicações mais promissoras da IA na medicina é o diagnóstico assistido por computador. A IA pode analisar grandes volumes de dados, como imagens médicas e resultados de exames, para ajudar os médicos a identificar doenças e condições médicas com maior precisão e rapidez. Isso pode levar a diagnósticos mais precoces e tratamentos mais eficazes, melhorando significativamente os resultados para os pacientes.

Além do diagnóstico, a IA também está sendo utilizada para otimizar o tratamento e o gerenciamento de doenças crônicas. Algoritmos de aprendizado de máquina podem analisar dados clínicos e genéticos de pacientes para personalizar terapias e prever a resposta a medicamentos específicos. Isso permite que os médicos ofereçam tratamentos mais direcionados e eficazes, aumentando as chances de recuperação dos pacientes.

Outra aplicação empolgante da IA é a medicina preditiva, que busca antecipar o desenvolvimento de doenças antes mesmo do aparecimento dos sintomas. Com base em dados genéticos, histórico médico e estilo de vida, a IA pode identificar indivíduos com maior risco de desenvolver certas condições, permitindo intervenções preventivas e mudanças no estilo de vida para evitar ou retardar o surgimento da doença.

No entanto, a implementação da IA na medicina também traz desafios e questões éticas. É fundamental garantir que os algoritmos sejam desenvolvidos e validados de forma rigorosa, evitando vieses e assegurando a segurança e confiabilidade dos resultados.

Além disso, é importante respeitar a privacidade dos dados dos pacientes e garantir que as informações de saúde sejam armazenadas e compartilhadas de forma segura e ética.

O futuro da IA na medicina é promissor, com o contínuo avanço da tecnologia e a colaboração entre profissionais de saúde e cientistas da computação. À medida que a IA se torna uma ferramenta mais acessível e confiável, podemos esperar uma medicina mais inteligente, eficiente e personalizada, proporcionando uma melhoria significativa na qualidade de vida e bem-estar de milhões de pessoas em todo o mundo.

15 - O Papel do Médico na Era Digital

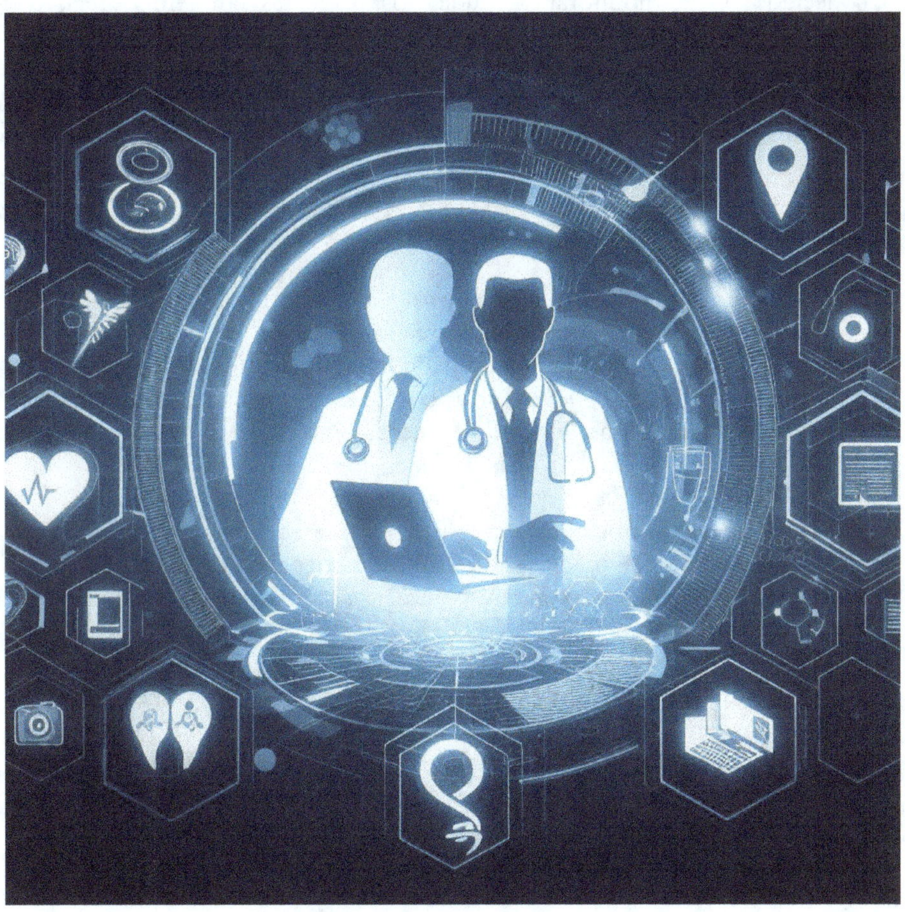

Na era digital, o papel do médico está passando por uma profunda transformação. A tecnologia está se tornando cada vez mais presente no campo da medicina, e os médicos precisam se adaptar a essas mudanças para oferecer um atendimento de qualidade e centrado no paciente.

Uma das principais mudanças é a incorporação da telemedicina na prática médica. A telemedicina permite que os médicos realizem consultas virtuais com os pacientes, oferecendo um atendimento remoto e conveniente. Isso é especialmente útil para pacientes que vivem em áreas remotas ou têm dificuldade de acesso a serviços de saúde.

Além disso, a tecnologia está facilitando a coleta e análise de dados de saúde dos pacientes. Os médicos podem usar aplicativos e dispositivos conectados para monitorar a saúde dos pacientes em tempo real, o que possibilita um acompanhamento mais preciso e personalizado.

No entanto, mesmo com todas essas inovações tecnológicas, o papel do médico como cuidador e confidente permanece fundamental. A tecnologia pode facilitar a prática médica, mas a empatia, o cuidado compassivo e a habilidade de ouvir atentamente os pacientes são aspectos que nenhuma máquina pode substituir.

Os médicos também desempenham um papel importante na orientação dos pacientes sobre a utilização responsável da informação de saúde disponível online. Com uma quantidade imensa de informações acessíveis na internet, os pacientes podem ficar confusos e ansiosos. Neste cenário, o médico tem a responsabilidade de fornecer orientações precisas e embasadas para auxiliar os pacientes em suas decisões de saúde.

Outra questão importante na era digital é a segurança e privacidade dos dados de saúde. Os médicos devem estar cientes das regulamentações e normas de segurança para garantir que as informações dos pacientes sejam protegidas adequadamente.

Ao enfrentar os desafios e oportunidades da era digital, o médico moderno deve se manter atualizado com os avanços tecnológicos e investir em seu desenvolvimento profissional contínuo. Aprendizado sobre novas tecnologias e atualizações na área médica são essenciais para proporcionar um atendimento de alta qualidade e com base em evidências.

Em resumo, o papel do médico na era digital combina a habilidade de usar a tecnologia de forma inteligente e eficiente com a capacidade de oferecer cuidados humanizados e centrados no paciente. Essa combinação é o caminho para uma medicina mais avançada, acessível e compassiva, proporcionando melhores resultados de saúde para todos.

16 - Medicina de Precisão para Doenças Autoimunes - Abordagens Personalizadas

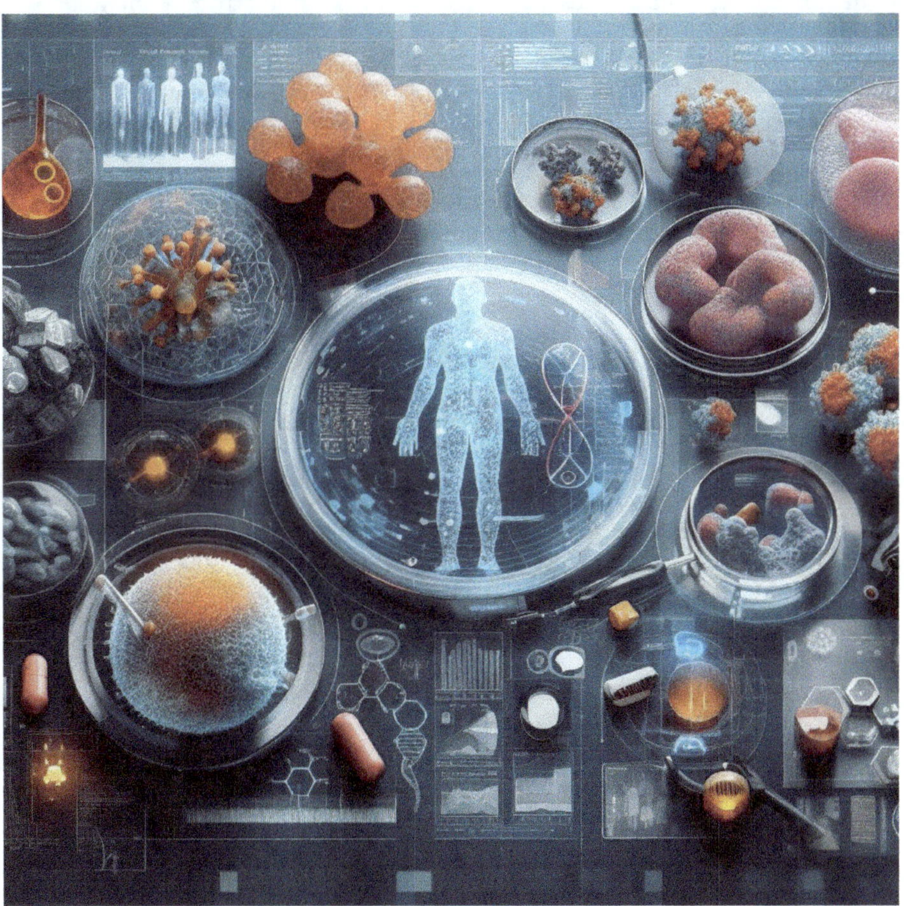

Neste capítulo, adentramos no emocionante território da medicina de precisão aplicada às doenças autoimunes, uma revolução que promete transformar a forma como essas condições são diagnosticadas e tratadas. À medida que exploramos as abordagens personalizadas que estão emergindo, vislumbramos um futuro onde a esperança brilha mais intensamente para milhões de pessoas que enfrentam o desafio das doenças autoimunes.

Desvendando as Doenças Autoimunes

As doenças autoimunes são um grupo complexo de condições em que o sistema imunológico ataca erroneamente as próprias células e tecidos do corpo. Essa reação errônea pode causar uma variedade de sintomas debilitantes e, muitas vezes, crônicos. Doenças como artrite reumatoide, lúpus, doença de Crohn e esclerose múltipla fazem parte desse espectro desafiador.

Medicina de Precisão: Um Novo Paradigma

A medicina de precisão está rompendo paradigmas tradicionais ao oferecer uma abordagem altamente personalizada para o tratamento das doenças autoimunes. Em vez de adotar uma única estratégia para todos os pacientes, os médicos estão utilizando ferramentas como genômica, perfil proteômico e análises imunológicas para traçar um panorama detalhado de cada indivíduo.

Diagnóstico mais Certo, Tratamento mais Eficaz

Um dos maiores benefícios da medicina de precisão é a melhoria no diagnóstico. Com a capacidade de identificar marcadores específicos e perfis imunológicos únicos, os médicos estão encurtando a jornada até o diagnóstico correto. Isso, por sua vez, permite a seleção de tratamentos mais eficazes desde o início, evitando abordagens de tentativa e erro.

Terapias Personalizadas e Moduladoras

Tradicionalmente, muitos tratamentos para doenças autoimunes envolviam suprimir o sistema imunológico como um todo. Com a medicina de precisão, estamos testemunhando a ascensão de terapias mais personalizadas e moduladoras. Essas terapias buscam equilibrar o sistema imunológico, atacando especificamente as células problemáticas e preservando a resposta imunológica saudável.

Os Desafios e o Futuro

Embora a medicina de precisão para doenças autoimunes traga esperança, ela também enfrenta desafios significativos. A interpretação dos dados, o acesso igualitário às tecnologias e a complexidade das próprias doenças são apenas algumas das questões a serem abordadas. Contudo, à medida que a ciência avança, os horizontes se expandem e a qualidade de vida dos pacientes é aprimorada.

Uma Nova Era de Esperança

À medida que encerramos este capítulo, olhamos para um horizonte de esperança renovada para aqueles que vivem com doenças autoimunes. A medicina de precisão está revelando que, por trás dos desafios complexos, existe a promessa de uma abordagem individualizada que respeita a singularidade de cada paciente. À medida que continuamos nossa exploração, ansiamos por desvendar mais sobre a abordagem personalizada para o tratamento dessas doenças e suas implicações transformadoras.

17 - Neurotecnologia: Explorando o Potencial da Interface Cérebro-Máquina

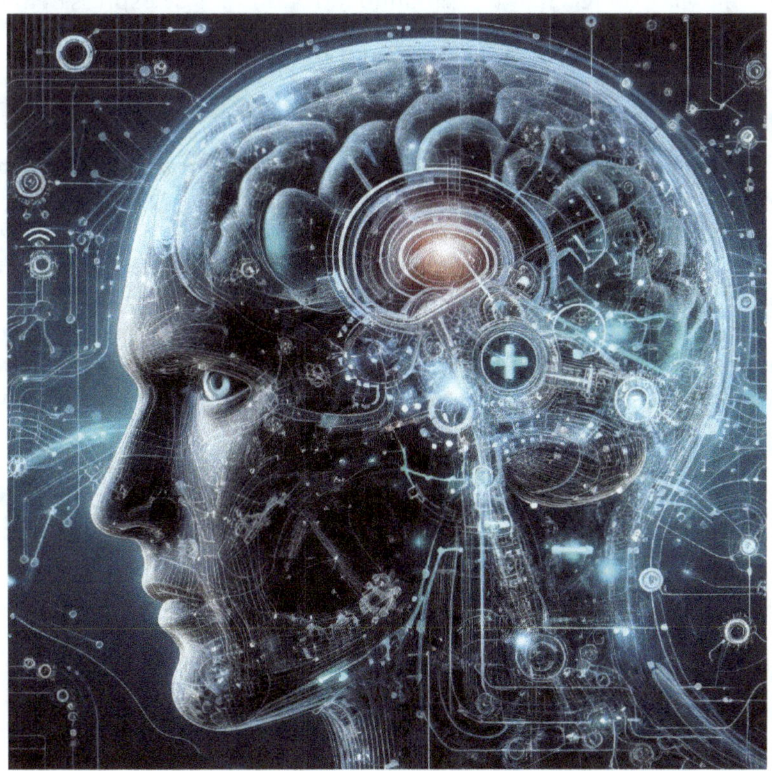

A neurotecnologia é uma fronteira emocionante na interseção da ciência, tecnologia e mente humana. À medida que mergulhamos mais profundamente em suas aplicações e implicações, descobrimos um mundo de possibilidades que vão desde a restauração de habilidades perdidas até a expansão do potencial humano de maneiras nunca antes imaginadas.

Decodificando a Linguagem do Cérebro

Uma das conquistas notáveis da neurotecnologia é sua capacidade de decodificar a linguagem do cérebro. Através das interfaces cérebro-máquina, os pesquisadores estão trabalhando para traduzir os padrões de atividade cerebral em palavras, permitindo que pessoas com deficiências de fala se comuniquem diretamente através de dispositivos.

No emocionante mundo da neurotecnologia, uma das realizações mais notáveis é a capacidade de decodificar a linguagem do cérebro. Este avanço está transformando as vidas daqueles que enfrentam dificuldades na comunicação, oferecendo um caminho inovador para se expressarem e se conectarem com o mundo ao seu redor.

O cérebro humano é um emaranhado complexo de atividades elétricas e padrões neurais que governam todas as nossas ações e pensamentos. Decodificar essa linguagem intrincada é um desafio monumental que tem fascinado cientistas e pesquisadores há décadas.

A chave para decifrar a linguagem do cérebro reside nas interfaces cérebro-máquina (ICMs). Essas interfaces permitem uma comunicação direta entre o cérebro e dispositivos tecnológicos, contornando os canais convencionais de comunicação, como a fala ou a escrita. Ao conectar as atividades neurais a um dispositivo, a neurotecnologia está capacitando pessoas que enfrentam deficiências de fala ou de movimento a se expressarem de maneira única.

Os pesquisadores estão trabalhando incansavelmente para traduzir os complexos padrões de atividade cerebral em palavras compreensíveis. Isso envolve a criação de algoritmos avançados que identificam os padrões neurais associados a letras, palavras e frases. À medida que os indivíduos pensam em falar, esses padrões são capturados e traduzidos em palavras exibidas em um dispositivo.

A capacidade de decodificar a linguagem cerebral amplia as possibilidades de comunicação para pessoas que, de outra forma, teriam dificuldade em se expressar. Indivíduos com paralisia, derrames ou outras condições neuromusculares podem usar essa tecnologia para se comunicar, compartilhar pensamentos e expressar suas necessidades de maneira independente.

A neurotecnologia não se trata apenas de decodificar palavras; trata-se de empoderar as pessoas com deficiências para se tornarem autônomas e se conectarem com o mundo de maneira significativa. Isso não só melhora sua qualidade de vida, mas também aumenta a compreensão e a empatia da sociedade em relação às suas lutas e triunfos.

À medida que continuamos a decifrar a linguagem do cérebro, abrimos um novo capítulo na história da comunicação humana. No horizonte, podemos vislumbrar um mundo onde as interfaces cérebro-máquina evoluem para permitir uma comunicação ainda mais fluida e uma compreensão mais profunda da mente humana.

Restaurando a Mobilidade e Independência

A neurotecnologia está restaurando a mobilidade e independência para aqueles que enfrentam limitações físicas. Próteses controladas pelo cérebro, exoesqueletos robóticos e dispositivos de estimulação neural estão permitindo que pessoas paralisadas recuperem a capacidade de mover membros e até mesmo caminhar.

No âmbito da neurotecnologia, uma verdadeira revolução está em curso - a capacidade de restaurar a mobilidade e a independência para aqueles que enfrentam limitações físicas. Através de avançadas tecnologias, como próteses controladas pelo cérebro, exoesqueletos robóticos e estimulação neural, indivíduos anteriormente paralisados estão redescobrindo a alegria de mover membros e até mesmo caminhar.

Para as pessoas que perderam a capacidade de mover partes do corpo devido a lesões na medula espinhal, acidentes vasculares cerebrais ou outras condições neuromusculares, a neurotecnologia oferece uma nova esperança. Próteses controladas pelo cérebro, que traduzem os comandos neurais em movimentos mecânicos, estão permitindo que indivíduos superem as barreiras da paralisia e voltem a realizar tarefas cotidianas.

Os exoesqueletos robóticos são outra maravilha da neurotecnologia. Esses dispositivos avançados são vestidos como um traje, permitindo que pessoas com dificuldades de locomoção caminhem novamente. Por meio de sensores que detectam a intenção de movimento do usuário, os exoesqueletos respondem, permitindo passos controlados e restaurando uma sensação de independência há muito perdida.

A estimulação neural é outra ferramenta revolucionária na restauração da mobilidade. Ao aplicar estímulos elétricos precisos em partes específicas do sistema nervoso, os pesquisadores conseguem provocar movimentos em membros anteriormente paralisados. Essa técnica tem demonstrado resultados notáveis, permitindo que indivíduos recuperem movimentos básicos e melhorando sua qualidade de vida.

A restauração da mobilidade vai além da funcionalidade física; ela tem um impacto profundo na qualidade de vida. Indivíduos que eram dependentes de cuidados intensivos e cadeiras de rodas estão recuperando a autonomia, a dignidade e a liberdade de explorar o mundo ao seu redor. Essa transformação emocional é tão poderosa quanto a mudança física.

À medida que avançamos, a neurotecnologia promete continuar aprimorando suas abordagens e tecnologias. A pesquisa está em curso para desenvolver próteses mais sofisticadas, exoesqueletos mais leves e eficazes, bem como técnicas de estimulação neural mais precisas. O futuro é promissor, abrindo um mundo de possibilidades para aqueles que antes eram limitados pela paralisia.

Tratando Transtornos Neuropsiquiátricos

A neurotecnologia também está abrindo novas perspectivas no tratamento de transtornos neuropsiquiátricos. Terapias baseadas em estimulação cerebral profunda têm mostrado promessas para condições como depressão, ansiedade e transtorno obsessivo-compulsivo, proporcionando alternativas para pacientes que não responderam a outras abordagens.

Por meio de avançadas abordagens, como a estimulação cerebral profunda, estamos testemunhando um renascimento na esperança para pacientes que enfrentam desafios complexos, como depressão, ansiedade e transtorno obsessivo-compulsivo.

A estimulação cerebral profunda é uma técnica que envolve a implantação de eletrodos minúsculos em áreas específicas do cérebro. Esses eletrodos emitem impulsos elétricos suaves que modulam a atividade neural. Para pacientes com transtornos neuropsiquiátricos, essa abordagem inovadora tem mostrado ser uma alternativa eficaz para o tratamento quando outras opções não tiveram sucesso.

Depressão: Iluminando a Escuridão

A depressão é uma das condições mais debilitantes do nosso tempo. Para muitos, as terapias convencionais e os medicamentos não conseguem aliviar o peso da doença. A estimulação cerebral profunda está emergindo como uma esperança, atuando nas regiões cerebrais associadas à depressão e proporcionando alívio para pacientes que há muito tempo vivem sob a sombra da escuridão.

Ansiedade: Enfrentando o Furacão Interno

A ansiedade pode ser uma tempestade implacável dentro da mente, afetando todos os aspectos da vida de um indivíduo. A neurotecnologia está oferecendo uma nova rota de escape, regulando os circuitos neurais responsáveis pela ansiedade excessiva. A estimulação cerebral profunda está demonstrando a capacidade de acalmar as tormentas internas e permitir que os pacientes respirem novamente.

Transtorno Obsessivo-Compulsivo: Rompendo Ciclos Incontroláveis

O transtorno obsessivo-compulsivo (TOC) pode ser uma prisão mental, onde os pacientes são cativos de pensamentos intrusivos e comportamentos compulsivos. A neurotecnologia está trazendo uma chave para abrir essas portas, interrompendo os ciclos de pensamentos incontroláveis por meio da estimulação cerebral profunda. Isso oferece um novo começo para quem luta com padrões rígidos e desgastantes.

A neurotecnologia está lançando luz sobre um caminho de esperança e inovação no tratamento de transtornos neuropsiquiátricos. No entanto, é importante notar que essas abordagens estão em constante evolução, com pesquisadores aprimorando as técnicas e compreendendo melhor o impacto de longo prazo. Enquanto exploramos esse terreno emocionante, lembramos que cada passo em direção à melhoria da saúde mental é um passo em direção a uma sociedade mais compassiva e compreensiva.

Desafios Éticos e Cognitivos

No entanto, junto com as promessas vêm desafios. A capacidade de acessar e alterar a mente humana levanta questões profundas sobre privacidade, consentimento informado e até mesmo o que significa ser humano. A neurotecnologia nos lembra que, enquanto exploramos esses avanços, é crucial abordar questões éticas e garantir que a tecnologia beneficie a humanidade como um todo.

A neurotecnologia permite que sondemos os recônditos da mente humana, decodificando pensamentos e emoções. Mas essa capacidade inigualável traz consigo a preocupação inerente à privacidade da mente. Como podemos garantir que as informações extraídas do cérebro permaneçam confidenciais? Como podemos proteger a autonomia das pessoas sobre seus próprios pensamentos e sentimentos mais íntimos?

Consentimento Informado e Autodeterminação

A capacidade de acessar e influenciar o cérebro também levanta questões cruciais sobre consentimento informado. Como podemos garantir que os indivíduos compreendam plenamente os riscos e benefícios de intervenções neurológicas? A neurotecnologia nos desafia a estabelecer padrões rigorosos para garantir que as decisões sejam tomadas com base na compreensão real, preservando a autodeterminação.

A Natureza do Ser Humano

Além das preocupações práticas, a neurotecnologia também nos lembra de questionar o que realmente significa ser humano. À medida que nos aproximamos da capacidade de aprimorar nossas habilidades cognitivas e emocionais através de intervenções neurológicas, enfrentamos uma encruzilhada filosófica. A neurotecnologia nos desafia a refletir sobre a essência da identidade humana e sobre até onde devemos ir na busca da otimização.

Equidade e Acesso Justo

Outro desafio ético surge na equidade e no acesso justo a essas tecnologias. Como podemos garantir que os benefícios da neurotecnologia não sejam reservados apenas para os privilegiados? A evolução dessas inovações requer um esforço ativo para evitar a criação de disparidades sociais e garantir que todos tenham a oportunidade de se beneficiar do progresso científico.

Uma Jornada de Responsabilidade

A neurotecnologia é uma jornada de responsabilidade, onde cada avanço exige uma reflexão cuidadosa sobre suas implicações éticas e cognitivas. À medida que exploramos os limites da mente e da tecnologia, é nossa responsabilidade coletiva garantir que cada passo seja dado com consideração profunda pelos valores humanos, pela justiça e pelo bem-estar da sociedade como um todo.

Explorando os Limites da Criatividade e Aprendizado

A neurotecnologia está abrindo novas portas para a criatividade e o aprendizado. Imagine ser capaz de transferir conhecimento diretamente para o cérebro, acelerando o processo de aprendizagem. Além disso, artistas estão experimentando com formas de criar arte diretamente a partir dos sinais cerebrais, expandindo nossa compreensão da expressão criativa.

Imagine um mundo onde o aprendizado não seja mais uma jornada lenta e gradual, mas sim um salto quântico de conhecimento. Com a neurotecnologia, essa visão está mais próxima da realidade do que nunca. A capacidade de transferir conhecimento diretamente para o cérebro abre a porta para o aprendizado acelerado. Essa tecnologia promete revolucionar a educação, permitindo que as pessoas absorvam informações complexas de forma eficiente e eficaz.

Aprendizado Amplificado pela Neurotecnologia

A neurotecnologia também está ampliando nossa capacidade de aprender. Ao entender os padrões de atividade cerebral associados ao aprendizado eficaz, os pesquisadores podem desenvolver técnicas para otimizar nossa capacidade de adquirir novas habilidades e conhecimentos. Isso tem implicações profundas para a educação, treinamento profissional e desenvolvimento pessoal.

A Arte do Cérebro para o Mundo

Artistas estão explorando as possibilidades fascinantes da neurotecnologia para expandir os horizontes da expressão criativa. Através da tradução de sinais cerebrais em formas visuais, auditivas e interativas, estão criando uma nova linguagem artística. A neuroarte desafia as fronteiras da criação, permitindo que as mentes criativas transformem pensamentos em obras de arte tangíveis.

A Conexão Entre Mente e Arte

A neurotecnologia não apenas abre portas para novas formas de expressão criativa, mas também nos conecta de maneira mais profunda com o processo criativo. Ao decifrar os padrões cerebrais associados à criatividade, estamos começando a entender melhor como a mente concebe ideias inovadoras e como podemos cultivar a criatividade de maneira mais eficaz.

O Futuro da Criatividade e Aprendizado

À medida que exploramos os limites da neurotecnologia na criatividade e aprendizado, estamos diante de um futuro empolgante e cheio de possibilidades. A capacidade de acelerar o aprendizado e expandir a expressão criativa tem o potencial de transformar a maneira como vivemos, aprendemos e nos conectamos uns com os outros.

Uma Nova Era da Interação Homem-Máquina

À medida que concluímos nossa exploração da neurotecnologia, é evidente que estamos à beira de uma nova era da interação entre o homem e a máquina. A mente humana é o último horizonte a ser conquistado, e a neurotecnologia está pavimentando o caminho para alcançar seu potencial máximo.

A neurotecnologia é um testemunho da convergência de duas forças poderosas: a mente humana e a tecnologia avançada. Essa interseção está permitindo que a mente e a máquina se comuniquem de maneira íntima e profunda. O que antes era considerado ficção científica agora é uma realidade em rápida evolução.

Interfaces Cérebro-Máquina como Ponte para o Futuro

As interfaces cérebro-máquina são os pilares dessa nova era. Elas agem como pontes entre o reino dos pensamentos internos e o mundo externo de dispositivos e sistemas. Com essas interfaces, estamos alcançando um nível de interação que vai além dos limites físicos, permitindo que comandos mentais controlem dispositivos, próteses e até mesmo ambientes virtuais.

Ampliando Habilidades e Possibilidades

A nova era da interação homem-máquina não se trata apenas de substituir funções naturais do corpo; trata-se de ampliar nossas habilidades e possibilidades. Através da neurotecnologia, estamos capacitando pessoas com deficiências a recuperarem funções perdidas, explorando o potencial da mente para aprender e criar, e até mesmo desbravando as fronteiras da realidade virtual e aumentada.

Explorando o Potencial Máximo

O potencial dessa nova era é vasto e emocionante. Imagine aprender idiomas instantaneamente, controlar objetos com o poder da mente ou explorar mundos virtuais como nunca antes. A neurotecnologia está nos lembrando que não há limites para o que a mente humana pode alcançar quando aliada à tecnologia inovadora.

Ética, Responsabilidade e Oportunidade

Contudo, com essa transformação, vem uma grande responsabilidade. A ética é fundamental na forma como exploramos essa nova era. Garantir a privacidade, o consentimento informado e o acesso justo a essas tecnologias é tão crucial quanto a inovação em si. Estamos diante de uma oportunidade única para moldar um futuro onde a interação homem-máquina beneficie verdadeiramente a humanidade.

18 - Ética e Privacidade na Era da Saúde Conectada: Desafios e Diretrizes

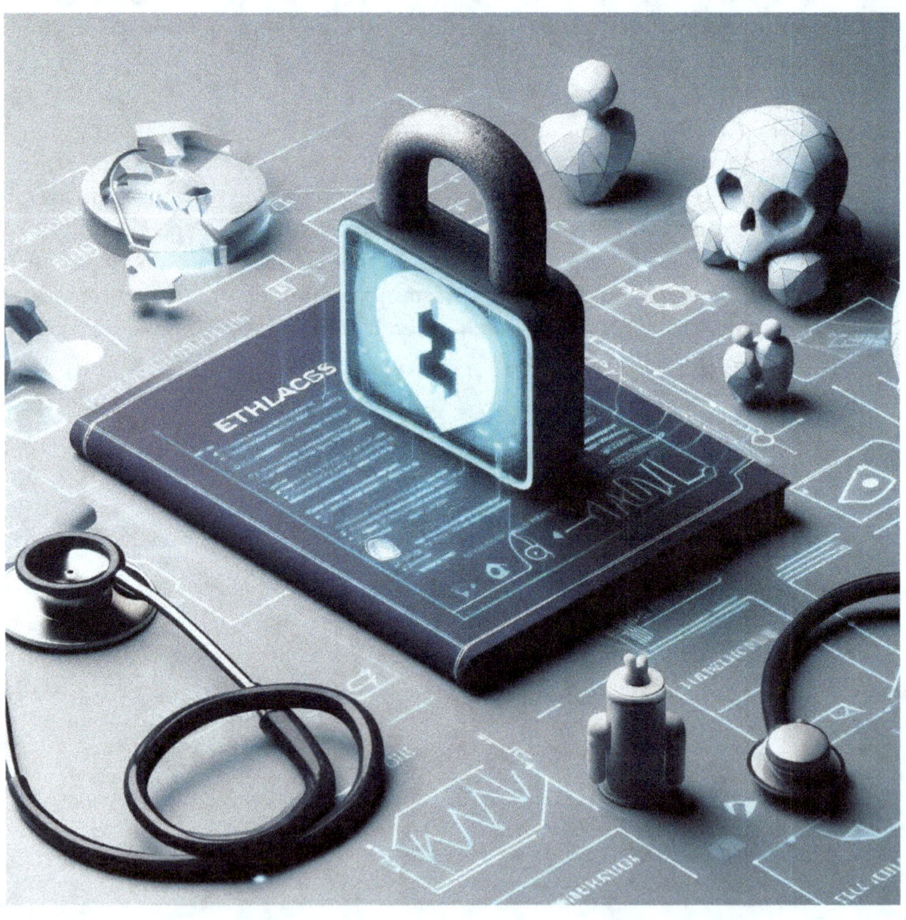

A ascensão da saúde conectada representa uma transformação significativa na medicina, introduzindo benefícios substanciais, como aprimoramento da qualidade, eficiência, acessibilidade e personalização dos cuidados de saúde. A utilização de dispositivos médicos conectados, aplicativos móveis, plataformas digitais, inteligência artificial, big data e computação em nuvem possibilita a coleta, armazenamento, processamento, análise e compartilhamento de vastas quantidades de dados sobre a saúde individual e coletiva.

No entanto, essa revolução tecnológica não está isenta de desafios éticos e riscos para a privacidade na área da saúde. Questões sensíveis, como autonomia, confidencialidade, segurança, responsabilidade, transparência, equidade e justiça, entram em foco. Dilemas éticos e preocupações com a privacidade na era da saúde conectada incluem:

1. Consentimento Informado e Livre:

- Garantir o consentimento informado e livre dos usuários é um desafio, considerando a complexidade, diversidade e dinamicidade dos cenários e dos atores envolvidos na coleta e uso de dados de saúde. Estratégias eficazes de comunicação e educação são essenciais para empoderar os usuários na tomada de decisões informadas sobre seus dados.

2. Proteção de Dados:

- A proteção eficaz dos dados de saúde contra acessos não autorizados, vazamentos, roubos, fraudes, manipulações, discriminações e violações de direitos exige medidas robustas de segurança cibernética e criptografia. Além disso, políticas claras de privacidade e monitoramento constante são cruciais para mitigar os riscos associados à manipulação indevida de informações sensíveis.

3. Qualidade e Confiabilidade dos Dados:

- Assegurar a qualidade, confiabilidade, validade e utilidade dos dados de saúde é um imperativo ético. Isso demanda padrões rigorosos na coleta e armazenamento de dados, bem como avaliações regulares da precisão e eficácia dos algoritmos de inteligência artificial utilizados na interpretação e análise dessas informações.

4. Normas e Responsabilidades:

- Definir limites, normas, regras e responsabilidades para os diversos agentes na saúde conectada é crucial. Isso inclui estabelecer códigos de ética para desenvolvedores, regulamentações claras para provedores de serviços de saúde, e diretrizes específicas para a conduta ética de pesquisadores e profissionais de saúde envolvidos na manipulação de dados de pacientes.

5. Inclusão e Equidade:

- Promover a inclusão, equidade e justiça na saúde conectada requer esforços deliberados para evitar a exclusão digital e garantir que as inovações tecnológicas não perpetuem desigualdades existentes. Estratégias inclusivas, como o desenvolvimento de soluções acessíveis e a consideração das necessidades de grupos vulneráveis, são fundamentais para alcançar uma saúde conectada verdadeiramente equitativa.

Essas questões demandam debates profundos e ação na era da saúde conectada, com a participação ativa de todos os interessados e respeito aos princípios éticos e direitos fundamentais dos usuários. O desafio reside em buscar um equilíbrio entre os benefícios e os riscos da tecnologia, entre inovação e regulação, entre liberdade e proteção, e entre o individual e o coletivo, visando uma saúde conectada ética, segura, transparente, inclusiva e justa.

19 - Conectividade 5G na Medicina: Explorando Novos Horizontes

Na vanguarda da revolução tecnológica, a conectividade 5G emerge como uma força catalisadora na transformação do cenário médico. Este capítulo mergulha nas profundezas dessa inovação, explorando os impactos cruciais que a conectividade ultrarrápida está impondo à medicina moderna.

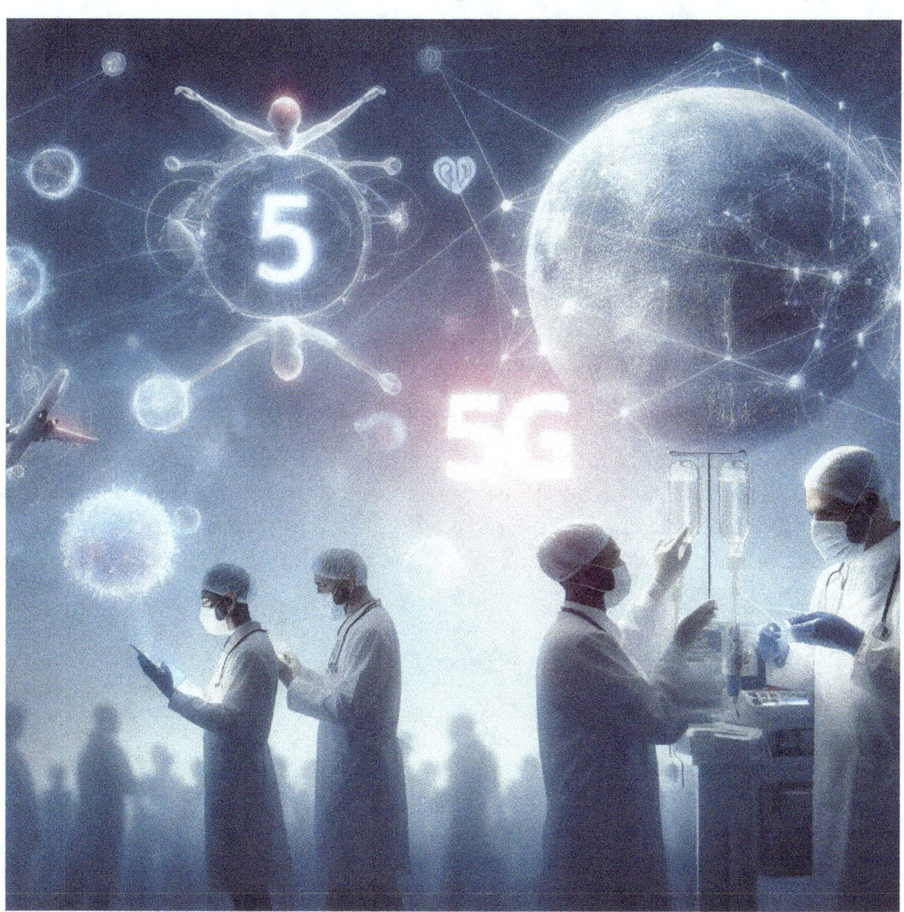

Conectividade 5G: A Espinha Dorsal da Medicina Conectada

A conectividade 5G representa uma mudança de paradigma na forma como os profissionais de saúde acessam e compartilham informações. Com velocidades incomparáveis e latência mínima, os médicos agora podem realizar consultas virtuais em tempo real, colaborar em diagnósticos complexos e até mesmo realizar cirurgias remotas com precisão milimétrica. Esta seção explora como a conexão 5G está se tornando a espinha dorsal da medicina conectada, redefinindo a forma como a assistência médica é prestada.

Telessaúde 5G: A Consulta Médica Sem Fronteiras

A revolução da telessaúde é potencializada pela conectividade 5G, permitindo consultas médicas sem fronteiras geográficas. Pacientes em áreas remotas agora têm acesso a especialistas de renome global, e as respostas rápidas a emergências médicas se tornaram uma realidade palpável. Este capítulo explora as aplicações práticas da telessaúde 5G e como ela está ampliando o acesso à saúde em uma escala sem precedentes.

Realidade Aumentada na Sala de Cirurgia: Precisão e Inovação em Sintonia

A conectividade 5G está transformando a sala de cirurgia em um ambiente de inovação e precisão. Com a integração da realidade aumentada, os cirurgiões podem sobrepor informações vitais diretamente no campo de visão, melhorando a tomada de decisões em tempo real. Este segmento destaca como a combinação da conectividade 5G e a realidade aumentada está revolucionando a abordagem cirúrgica, resultando em procedimentos mais seguros e eficientes.

Coleta de Dados em Tempo Real: Diagnósticos Precoces e Monitoramento Contínuo

A Internet das Coisas (IoT) encontra seu ápice na medicina com a conectividade 5G. Dispositivos médicos conectados coletam dados em tempo real, permitindo o monitoramento contínuo dos pacientes. Discutiremos como essa constante coleta de dados não apenas viabiliza diagnósticos precoces, mas também abre caminho para intervenções médicas preventivas, melhorando significativamente os resultados clínicos.

Desafios e Oportunidades: Navegando pelo Futuro Conectado da

Medicina

Apesar dos inegáveis benefícios, a conectividade 5G na medicina não está isenta de desafios. Questões relacionadas à segurança cibernética, privacidade do paciente e infraestrutura são debatidas nesta seção. No entanto, ao enfrentar esses desafios de frente, podemos moldar um futuro conectado que priorize a saúde e o bem-estar. Este capítulo conclui com uma visão abrangente dos desafios e oportunidades inerentes ao uso da conectividade 5G na medicina, apontando para um horizonte onde a tecnologia e a saúde se entrelaçam de maneira inovadora e sustentável.

Cirurgias Robóticas Assistidas por 5G: Precisão Além dos Limites

A conectividade 5G eleva as cirurgias robóticas a novos patamares de precisão. Nesta seção, examinaremos como os avanços na telecirurgia, alimentados pela velocidade do 5G, estão permitindo que cirurgiões realizem procedimentos complexos remotamente. Desde operações delicadas até intervenções em áreas de difícil acesso, a conexão 5G está habilitando uma era de cirurgia robótica assistida que transcende as limitações geográficas e oferece tratamentos especializados em qualquer lugar do mundo.

Inteligência Artificial e 5G: Uma Aliança Poderosa na Medicina Preditiva

A combinação da conectividade 5G com a inteligência artificial redefine a medicina preditiva. Discutiremos como algoritmos avançados, alimentados por dados em tempo real fornecidos pela rede 5G, podem antecipar padrões de saúde, prever surtos de doenças e personalizar planos de tratamento com base nas características individuais de cada paciente. Esta simbiose entre IA e 5G não apenas aumenta a eficiência dos cuidados de saúde, mas também oferece uma abordagem proativa para a manutenção da saúde.

A Revolução da Educação Médica: Aprendizado Virtual e Simulações Interativas

A conectividade 5G transcende as barreiras físicas dos campi médicos tradicionais. Esta parte explora como a medicina está se beneficiando de ambientes virtuais de aprendizado, simulações interativas e treinamentos remotos impulsionados pela velocidade e estabilidade proporcionadas pelo 5G. Profissionais de saúde podem aprimorar suas habilidades em tempo real, participando de procedimentos virtuais e colaborando com colegas em todo o mundo, criando uma comunidade global de aprendizado médico.

A Convergência da Realidade Virtual e Medicina: Terapias Inovadoras e Reabilitação Personalizada

A conectividade 5G integra-se perfeitamente à realidade virtual, criando terapias inovadoras e personalizadas. Exploraremos como pacientes podem participar de programas de reabilitação imersivos, guiados por terapeutas virtuais e conectados a redes sociais de apoio. Esta seção destaca como a convergência da realidade virtual e medicina está transformando a reabilitação em uma experiência mais envolvente e eficaz.

A Era das Cirurgias Colaborativas: Cooperação Global em Tempo Real

Com a conectividade 5G, testemunhamos o surgimento da era das cirurgias colaborativas. Este segmento destaca como equipes médicas de diferentes partes do mundo podem colaborar em cirurgias complexas, aproveitando a velocidade e a estabilidade proporcionadas pela rede 5G. Cirurgiões especialistas podem oferecer orientações em tempo real, contribuindo para intervenções cirúrgicas complexas de maneira virtual, abrindo novos horizontes para o compartilhamento global de conhecimento médico.

Telessaúde de Alta Fidelidade: Exames e Consultas como Nunca Vistos Antes

A telessaúde é elevada a um novo patamar com a conectividade 5G. Exames médicos de alta fidelidade, como radiografias em 3D e ultrassonografias detalhadas, podem ser transmitidos instantaneamente, proporcionando aos profissionais de saúde uma visão abrangente e nítida do estado de saúde do paciente. Analisaremos como essa riqueza de informações está transformando as consultas virtuais em experiências tão detalhadas quanto as presenciais.

Integração Holística dos Dados Médicos: Uma Visão Abrangente do Paciente

A conectividade 5G possibilita uma integração holística dos dados médicos, conectando diferentes sistemas e fontes de informação em tempo real. Nesta seção, exploraremos como essa integração abrangente fornece aos profissionais de saúde uma visão completa e atualizada do histórico do paciente. Desde resultados de exames laboratoriais até dados de monitoramento contínuo, essa abordagem holística potencializa diagnósticos mais precisos e personalizados.

Desenvolvimento Ágil de Medicamentos: Colaboração em Escala Global

A pesquisa e desenvolvimento de medicamentos se beneficiam substancialmente da conectividade 5G. Veremos como equipes de cientistas e pesquisadores podem colaborar em tempo real, compartilhando dados complexos e realizando simulações computacionais avançadas para acelerar o processo de criação de novos medicamentos. Esta seção destaca como a colaboração global impulsionada pelo 5G está acelerando a descoberta de tratamentos inovadores.

O Impacto na Saúde Pública: Respostas Rápidas a Epidemias e Pandemias

Finalmente, examinaremos como a conectividade 5G se torna uma ferramenta crucial para as autoridades de saúde em resposta a crises de saúde pública. A capacidade de coletar, analisar e compartilhar dados em tempo real possibilita respostas rápidas a epidemias e pandemias, ajudando a conter a propagação de doenças e salvar vidas.

À medida que este capítulo se aproxima de sua conclusão, refletimos sobre como a conectividade 5G está verdadeiramente transformando a prática da medicina. No próximo capítulo, exploraremos a conclusão deste livro, abordando as implicações éticas, os desafios e as diretrizes necessárias para uma era de saúde conectada. Este é um momento emocionante na história da medicina, onde a velocidade da inovação é igualada apenas pelo impacto transformador na vida das pessoas.

20 - Rumo a uma Revolução Sustentável na Medicina Digital

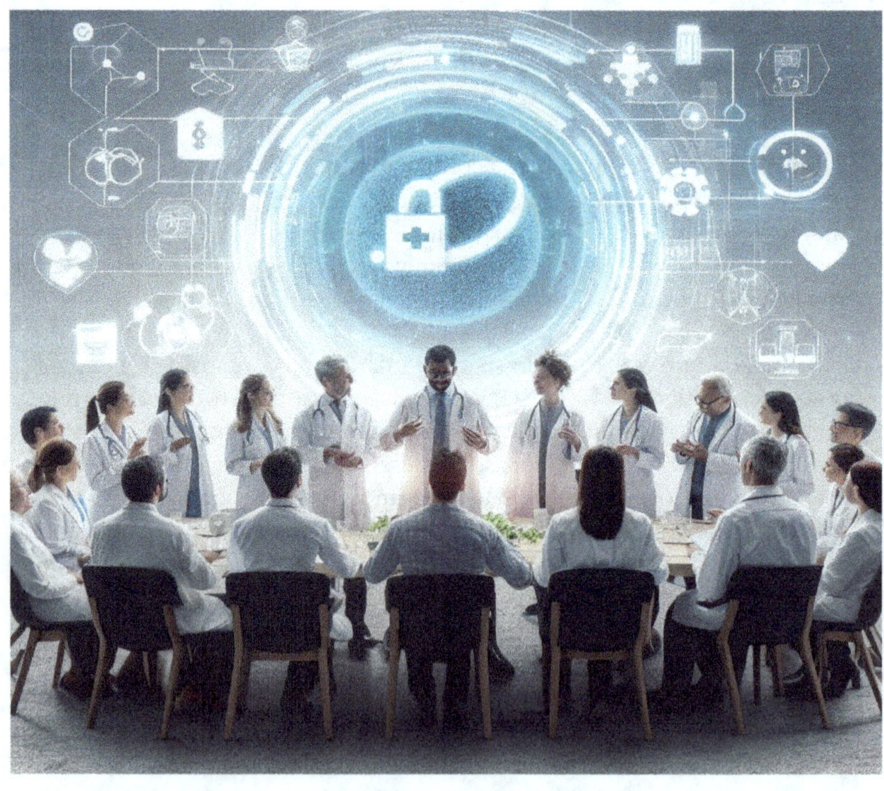

À medida que percorremos as páginas deste livro, mergulhamos nas profundezas da revolução digital que está transformando a medicina. Cada capítulo revelou um vislumbre das inovações que moldam o presente e pavimentam o caminho para um futuro empolgante e sustentável na medicina.

Recapitulando Avanços Marcantes:

Desde a Era da Medicina Digital até a conectividade 5G, exploramos tecnologias que revolucionam diagnósticos, tratamentos e a experiência do paciente. A inteligência artificial assume seu papel vital na interpretação de exames e no desenvolvimento de medicamentos, enquanto a nanomedicina e terapias genéticas abrem portas para tratamentos personalizados e eficazes.

A medicina regenerativa, impressão 3D de órgãos e cirurgia minimamente invasiva estão transformando a abordagem a lesões e doenças. A biônica, farmacogenômica e medicina personalizada maximizam a eficácia dos tratamentos, destacando a promessa da medicina do futuro.

Desafios Éticos na Era da Medicina Digital:

Contudo, com grandes avanços vêm responsabilidades éticas. No capítulo dedicado à Ética e Desafios, refletimos sobre as questões cruciais que surgem com a adoção dessas tecnologias. Desde a privacidade na saúde conectada até dilemas éticos na manipulação genética, é imperativo abordar essas preocupações para garantir que a revolução digital seja sustentável e benéfica para todos.

A Jornada Continua:

Ao alcançarmos a última página deste livro, não encerramos apenas uma leitura, mas iniciamos uma jornada contínua em direção a uma medicina mais avançada, acessível e centrada no paciente. O futuro da saúde digital depende não apenas da inovação tecnológica, mas também de uma abordagem ética e inclusiva.

Reflexões para o Futuro:

À medida que contemplamos o horizonte, é essencial refletir sobre a importância de uma medicina digital que seja acessível a todos. Este não é o fim, mas o começo de uma colaboração contínua para moldar um futuro onde a tecnologia e a medicina se entrelaçam para melhorar vidas e promover o bem-estar global.

O Compromisso com a Inovação Responsável:

Essa jornada rumo a uma medicina digital mais avançada não é apenas uma busca por tecnologias avançadas, mas sim um compromisso com a inovação responsável. À medida que avançamos, é crucial lembrar que cada passo no campo da medicina digital deve ser guiado por princípios éticos e pela busca incessante por um equilíbrio entre o progresso científico e a responsabilidade social.

Inclusão como Pedra Angular:

A inclusão é fundamental nesse processo. A acessibilidade às tecnologias médicas avançadas não deve ser um privilégio, mas sim um direito fundamental. A tecnologia deve ser desenvolvida de maneira a alcançar todos os estratos da sociedade, garantindo que os benefícios da medicina digital se estendam a todas as comunidades, independentemente de sua localização geográfica ou condição socioeconômica.

Caminhos para a Colaboração:

Além disso, a colaboração entre profissionais de saúde, pesquisadores, desenvolvedores de tecnologia e formuladores de políticas é essencial. A interdisciplinaridade é a chave para enfrentar os desafios complexos que surgem com o avanço da medicina digital. Somente unindo forças podemos superar barreiras, garantir a segurança dos pacientes e impulsionar a inovação de maneira ética e responsável.

Um Olhar para o Futuro:

Enquanto encerramos este livro, é vital manter um olhar atento para o futuro. A evolução da medicina digital não é estática; ela continuará a se desenvolver e transformar com o tempo. A vigilância constante, a adaptação às mudanças e a aprendizagem contínua são essenciais para garantir que estejamos sempre na vanguarda da saúde digital.

O Chamado à Ação:

Portanto, concluímos não apenas com uma conclusão, mas com um chamado à ação. Cada leitor, profissional de saúde, pesquisador e cidadão é convidado a desempenhar um papel ativo nessa revolução sustentável da medicina digital. Sejamos os arquitetos de um futuro em que a tecnologia e a medicina se unam para proporcionar saúde e bem-estar a todos, sem exceção.

Juntos, podemos moldar um amanhã onde a medicina digital não apenas cure doenças, mas também cure as disparidades de saúde, promovendo uma sociedade mais justa e saudável. O livro fecha suas páginas, mas a história da medicina está apenas começando. Vamos continuar essa jornada juntos, em direção a um futuro mais saudável e promissor para todos.

Agradecemos por embarcar nesta jornada conosco. Que este livro seja uma fonte de inspiração para a próxima onda de inovação na saúde. Este é apenas o começo de uma nova era na medicina, onde a ciência, a tecnologia e a compaixão se entrelaçam para criar um futuro mais saudável e conectado.

SOBRE O AUTOR

Gustavo Góes, um aventureiro apaixonado pelos sinuosos caminhos da existência, traz consigo uma narrativa tão única quanto as estrelas no céu. Os passos que ousou dar na engenharia foram como notas em uma partitura, conduzindo-o por terras inexploradas de infinitas possibilidades.

Movido por uma infindável curiosidade, Gustavo vislumbra o mundo através da lente otimista da tecnologia. Não como um mero conjunto de circuitos e códigos, mas como uma sinfonia em constante evolução, capaz de moldar e redefinir realidades. Sua esperança, costurada nas linhas deste livro, reflete a crença ardente de que, por meio do avanço tecnológico, o mundo pode ser renovado.

Por trás da mente inquisitiva, revela-se um coração generoso que pulsa em sintonia com a natureza e os seres que a habitam. Seu amor pela biologia é um tributo à beleza intrínseca da vida, uma exploração das maravilhas que muitas vezes escapam ao olhar desatento.

A paixão de Gustavo transcende as fronteiras do intelecto, encontrando eco na melodia envolvente de Jorge Ben, nas delícias culinárias que despertam os sentidos e na expressão artística que transcende palavras. Seu espírito vibrante e sua apreciação pelo "tudo que há de bom" o tornam um autor multifacetado, enriquecendo as páginas deste livro com uma tapeçaria de experiências e reflexões.

Que estas palavras pintem um retrato autêntico de Gustavo Góes, um contador de histórias e apaixonado pela vida, cuja jornada é um convite para explorar os vastos horizontes da inovação e da beleza cotidiana.

www.ingramcontent.com/pod-product-compliance
Lightning Source LLC
Chambersburg PA
CBHW061015260726
48661CB00005B/2203